D<sup>r</sup> ARTHUR GROUSSET

Ancien externe des Hôpitaux de Lyon

# CYSTITE
# PSEUDO-MEMBRANEUSE

LYON

A. STORCK & C<sup>ie</sup>, ÉDITEURS

1898

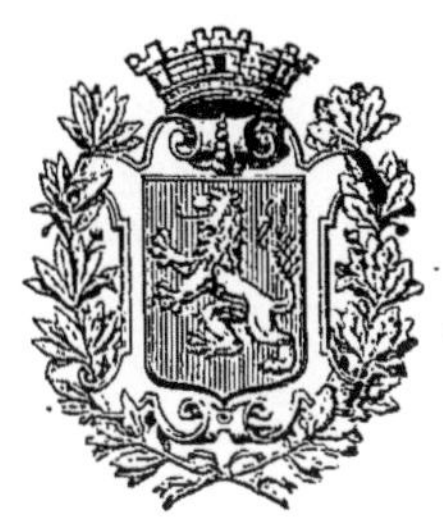

Dᴿ Arthur GROUSSET

Ancien externe des Hôpitaux de Lyon

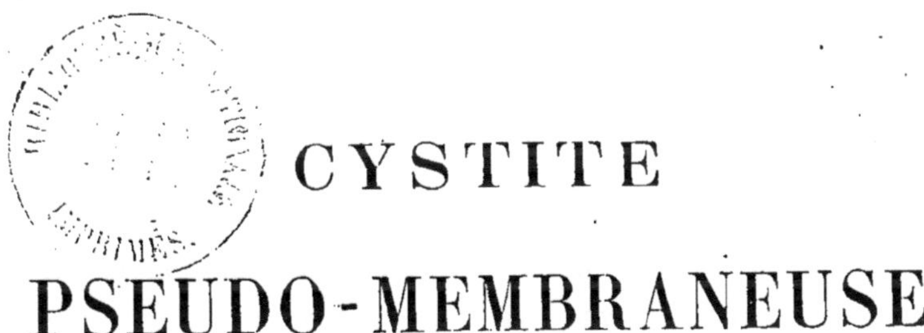

# CYSTITE
# PSEUDO-MEMBRANEUSE

LYON

A. STORCK & Cⁱᴱ, ÉDITEURS

1898

*Au moment de mettre en pratique les leçons de nos maîtres, nous tenons à les remercier hautement de l'enseignement qu'ils nous ont donné, tant à la Faculté qu'à l'Hôpital.*

*Tout d'abord, nous prions M. le professeur Ollier d'agréer, avec l'assurance de notre profond respect, l'hommage de notre gratitude pour l'honneur qu'il nous a fait en acceptant la présidence de notre thèse. C'est dans son service, comme stagiaire, que nous avons fait nos premières armes de clinique chirurgicale ; c'est encore sous son patronage que se clôtureront nos études. Commencée et finie sous de tels auspices, nous ne doutons pas que notre éducation médicale ne porte les meilleurs fruits.*

*Nous adressons ensuite à M. le professeur agrégé Rochet l'expression de notre sincère reconnaissance. C'est lui qui nous a indiqué le sujet de ce travail et qui nous a puissamment aidé de ses conseils dans l'accomplissement de notre tâche. C'est de lui que nous tenons la méthode large et hâtive, et si, comme nous l'espérons, ce procédé a quelques mérites, c'est à M. le docteur Rochet que nous sommes heureux d'en attribuer toute la valeur.*

*Envers MM. les professeurs Gayet, Augagneur et M. Pollosson, nous avons contracté une double dette de* reconnaissance. Nos professeurs à la Faculté, ils devinrent nos chefs de service pendant notre externat à l'Hôtel-Dieu et à l'Antiquaille. Nous les remercions ici de la bienveillance qu'ils ont toujours montrée à notre égard.

Nous devons aussi des remerciements à M. le professeur Pierret, dont nous avons eu l'honneur d'être l'interne pendant de trop courts instants à notre gré. C'est à lui que nous devons les connaissances si difficiles à acquérir de médecine mentale et le coup d'œil si utile dans le diagnostic de ces affections.

Des quelques mois passés, comme interne suppléant, dans le service de M. le professeur agrégé A. Pollosson à l'Infirmerie de la Maternité et dans celui de M. le professeur agrégé Vallas, à l'Hôtel-Dieu, nous garderons le meilleur souvenir pour la science opératoire du premier et la clinique si claire et si pratique du second. C'est dans les deux services précédents que nous avons eu le plaisir de connaître, comme chefs de service, M. le docteur Villard et M. le professeur agrégé Siraud dont l'amabilité bien connue a toujours été charmante à notre égard.

Enfin nous remercions aussi de notre mieux M. le docteur Martel, chef de clinique de M. le professeur Ollier, pour l'obligeance qu'il a eue de mettre à notre disposition sa science histologique, et d'examiner les fausses membranes que nous lui avons soumises.

A tous nos amis, à tous nos camarades d'études, nous adressons du fond du cœur le meilleur souvenir. Nous les quittons sans doute, mais leurs noms demeureront longtemps vivants dans notre mémoire. Les jours passés à l'asile de Bron, en compagnie des docteurs Papillon, Audemard, Tey et Serrigny, nous laisseront un souvenir inoubliable.

Si nous avons mené à bien notre travail, nous tenons à dire que c'est grâce au concours dévoué de nos amis les plus chers : M. Gustave Goy et M. Arthur Balvay, interne des hôpitaux ; qu'ils reçoivent nos remerciements en témoignage d'une affection réciproque qui ne s'est pas démentie un seul instant pendant toute la durée de nos études et qui ne finira qu'avec notre vie.

Lyon, 17 juin 1898.

A. GROUSSET.

# INTRODUCTION

C'est à M. le professeur agrégé Rochet que nous devons l'idée première de ce travail. Pendant qu'il suppléait en décembre dernier M. le professeur Ollier, à la clinique chirurgicale, entra dans son service un malade atteint de rétention d'urine. Aucune sonde ne passant, M. Rochet décida de pratiquer le cysto-drainage. Par suite d'une fausse manœuvre le drain tomba dans la vessie. Sans le retirer, on fit séance tenante la taille hypogastrique et M. Rochet fut très étonné de constater la présence de fausses membranes, à laquelle il n'avait pas songé malgré la gravité de l'état général, l'odeur gangréneuse des urines, l'obstruction de la sonde à demeure, etc. Il rapprocha ce cas d'un autre précédemment opéré par lui et dans lequel le malade semblait aussi voué à une mort certaine, sans l'intervention.

C'est sur ce fait qu'il voulut bien attirer notre attention. Nous recherchâmes les faits de cystite pseudo-membraneuse antérieurement observés, et il nous fut facile de remarquer que les classiques réservaient au contraire l'intervention pour des cas rares, et comme *ultima ratio*.

La thèse de Girard passée en 1877 résumait à peu près toutes les connaissances de l'époque. La question fut reprise dix ans après par M. le professeur Guyon dans ses leçons cliniques, avec quelques aperçus nouveaux. Mais depuis 1887, pas un fait n'a été publié de cystite pseudo-membraneuse. Il nous parut que c'était là un oubli immérité. D'autant plus que depuis la thèse de Girard, et seulement même les leçons cliniques de Guyon, la chirurgie a fait des progrès intéressants. Il nous sembla utile de remettre la question au point.

Ce que nous avons voulu surtout démontrer, le but de notre travail, c'est la nécessité d'un diagnostic précoce, l'utilité d'une intervention large et hâtive. Nous le redirons à propos du traitement, M. le professeur Guyon et un de ses élèves M. Desnos, avaient songé à opérer, mais ils ne considéraient l'intervention que comme un pis aller. Dans le présent travail nous nous sommes efforcé de démontrer, grâce à différentes observations, qu'au contraire, la hâte était une question de vie ou de mort pour le malade.

Nous avons fait aussi tous nos efforts pour élucider la question si ardue de la pathogénie des fausses membranes. Plusieurs points ont encore été laissés dans l'ombre, faute de documents, faute d'expériences. Mais nous ne doutons pas, et ce sera la preuve de la non-inutilité de notre travail, que, une fois l'attention des chirurgiens attirée de ce côté, on ne publie d'autres cas d'une affection qui a souvent passé inaperçue, et que de ces nouvelles observations jaillisse une lumière nouvelle.

Ce sera la preuve que nous n'aurons pas fait œuvre inutile, l'unique objet, après tout, de notre ambition.

# CHAPITRE PREMIER

## DÉFINITION — HISTORIQUE

I. — **Définition de Guyon.**

II. — **En France, division de l'historique en quatre périodes :** Willis (1650), Ruysch, Rouhault (1714), Morgagni (1716), Deschamps, Chopart (1791), Fontaine (1815), Andral (1829), Morel-Lavallée (1837), Dolbeau (1864), Girard (1877), Cliniques de Guyon (1887).

III. — **En Angleterre :** Hurry (1883), Henry Lee (1864), Lever (1862).

IV. — **En Allemagne :** Luschka (1852), Haussmann (1868), Winckel (1885).

Il semble tout d'abord que le nom seul de *cystite pseudo-membraneuse* doit dispenser d'en donner la définition, et que l'on comprend tout naturellement sous ce titre *l'inflammation de la vessie avec production de fausses membranes.*

Tel est en effet le fond de la définition. Mais en l'acceptant ainsi dans une forme trop étroite, on paraîtrait ignorer les confusions souvent faites entre les *vraies* fausses membranes, si l'on peut s'exprimer ainsi, et les produits de l'exfoliation vésicale.

Pour qu'une définition de la cystite pseudo-mem-

braneuse soit complète, il faut joindre aux caractères cliniques et macroscopiques, qui ne permettent pas d'écarter
le doute, les caractères histologiques des fausses membranes. Et nous entendrons alors avec M. le professeur
Guyon, par cystite pseudo-membraneuse, *une affection
caractérisée « par la formation, à la face interne de la
muqueuse vésicale, d'un produit de sécrétion, d'un exsudat fibrineux qui englobe des leucocytes, des cellules
épithéliales de la vessie, divers cristaux et des organismes inférieurs, mais sans aucune trace de fibres
musculaires, de fibres élastiques et de vaisseaux. »*

Grâce à cette définition on comprend parfaitement la
différence fondamentale qui existe entre cette cystite
pseudo-membraneuse et la cystite vraiment membraneuse,
*gangréneuse.* Dans le premier cas on a affaire à une
pseudo-membrane, à un exsudat analogue aux membranes
diphtéroïdes, mais la muqueuse reste intacte, elle n'est
nullement altérée au-dessous de la membrane qui la
recouvre. Dans l'autre cas, dans la cystite exfoliante, c'est
la muqueuse elle-même qui se détache, tantôt par lambeaux, tantôt quelquefois tout entière, d'un seul bloc,
laissant à nu les fibres musculaires sous-jacentes.

Mais au point de vue clinique pur et au seul examen
macroscopique, ces deux affections se confondent. Aussi
n'est-ce que dans ces dernières années, grâce aux progrès
de l'histologie, avec les travaux de Guyon (1) et de Pinard
et Varnier (2) que la question a été nettement et définitivement tranchée. Et force est aujourd'hui, à la suite
de ces auteurs, d'admettre deux sortes de cystite exfo-

_(1) GUYON, *Annales des organes génito-urinaires*, 1887, p. 385.
(2) PINARD et VARNIER, *Annales de gynécologie*, 1886, t. XXVI, p. 238.

liante : la cystite membraneuse proprement dite et la cystite pseudo-membraneuse. C'est cette dernière affection que nous nous sommes proposé d'étudier en détail.

Mais avant d'en arriver à cette conception exacte des relations qui existent entre ces deux affections, bien des opinions ont été émises depuis Willis, c'est-à-dire depuis le milieu du xviie siècle. Malgré tout on peut dire que si les fausses membranes ont subi dans leur histoire bien des vicissitudes, jamais, depuis le jour où leur existence a été reconnue, elles n'ont cessé d'avoir leur place dans les descriptions. Souvent même elles ont dévoré à leur profit les exfoliations membraneuses.

Si l'on passe rapidement la revue des travaux qui ont parlé de cette question depuis le xviie siècle, on peut diviser *grosso modo* l'historique de la fausse membrane dans la vessie en quatre périodes. La première période comprend toute la seconde moitié du xviie siècle et le début du xviiie. A cette époque, les fausses membranes sont ignorées, seule l'exfoliation est admise. — Dans la seconde période, qui va jusqu'en 1791, au *Traité des maladies des voies urinaires* de Chopart, on soupçonne les fausses membranes, mais pour les écarter du cadre nosologique, et leur substituer l'exfoliation.

Puis la doctrine des fausses membranes, suivant une progression ascendante, atteint son apogée et règne en maîtresse dans toute la première moitié du xixe siècle. C'est au tour de l'exfoliation d'être niée d'une façon absolue. Ce n'est guère que vers 1854 que s'opère la réaction et que des doutes s'élèvent de nouveau sur le véritable rang de la fausse membrane. C'est la dernière période, celle de la conception rationnelle de ces deux affections si voisines ; celle qui place dans le cadre nosologique, à côté de la fausse membrane, l'exfoliation de la muqueuse vésicale.

Après cet exposé succinct de l'historique, il convient d'approfondir un peu les choses, et de citer à leur rang les différents auteurs qui ont parlé des fausses membranes, d'abord en France, puis à l'étranger, en Angleterre et en Allemagne.

Les anciens auteurs manquant du contrôle histologique avaient été induits en erreur sur le véritable caractère des membranes qu'ils avaient observées. Willis (1) avait remarqué dans une autopsie la disparition d'une partie de la muqueuse vésicale. Ruysch (2) rapporte un cas analogue. Pour ces deux auteurs c'est la muqueuse vésicale qui s'exfolie et est expulsée au dehors. Telle est encore l'opinion soutenue par Boerhaave et Rouhault (3). Deux ans plus tard, toujours dans le même ordre d'idées que les auteurs précédents, voici comment Morgagni (4) apprécie la question : « Des portions de la muqueuse vésicale peuvent se détacher sans qu'une hémorragie survienne. Il est certain qu'une hémorragie n'était point survenue chez une dame dont parle Willis et qui avait rendu longtemps avant sa mort une membrane épaisse et large, remplie de matière sablonneuse. Or, il fut constant par la dissection du cadavre que cette membrane était une portion de la tunique interne de la vessie.

« L'hémorragie n'est point survenue non plus chez deux

---

(1) Willis, *Dissertatio de urinis*, 1650.
(2) Ruysch, *Adversa medica*, 2 décembre, n° 9.
(3) Rouhault, *Histoire de l'Académie des sciences*, 1714.
(4) Morgagni, *De sedibus et causis morborum*, Ep. 41, art. 16, t. II, 1716

femmes qui rendirent une membrane lisse que Ruysch
et Boerhaave virent très bien et qui, dans un cas comme
dans l'autre, était parsemée de petits cailloux. Or, il n'est
pas croyable que de tels hommes aient pris pour une véritable membrane une fausse membrane... » Plus loin,
soutenant toujours la même thèse il ajoute : « Assurément
je ne prétends pas que tout ce qui sort de la vessie sous
forme de membrane soit une véritable membrane, mais
je soutiens que les caractères des membranes sont quelquefois si évidents qu'il ne faut pas contredire les
hommes très exercés qui les ont examinées et regardées
comme de véritables tuniques ; ce qui d'ailleurs se passe
pour la membrane interne de l'intestin a lieu aussi en
grande partie dans la vessie. »

Morgagni semble donc admettre deux sortes de membranes pouvant sortir de la vessie. Mais il est évident
qu'il ne considère l'excrétion des pseudo-membranes que
comme un fait exceptionnel.

Après Morgagni les opinions sont partagées. Tandis que
Deschamps (1) regarde comme habituelle l'exfoliation de
la muqueuse vésicale, en s'appuyant, outre le fait de
Rouhault, sur un cas personnel (2) et sur une observation
de Crevillard (3) qui retira à un adulte une pierre à
laquelle adhérait une partie des tissus vésicaux, Chopart (4), au contraire, sans nier totalement l'exfoliation
vraie de la muqueuse vésicale, la regarde comme une
rareté : « Nous n'avons jamais eu, dit-il, des portions de

---

(1) Deschamps, *Traité historique et pratique de l'opération de la taille*.
(2) Deschamps, *Traité pratique et dogmatique de la pierre*, an iv, t. II,
observ. 169.
(3) Deschamps, observ. 354, t. II.
(4) Chopart, *Traité des maladies des voies urinaires*, 1791, t. II.

la tunique interne de la vessie qui se soient exfoliées par
la suppuration et qui soient sorties avec les urines. Les
substances membraniformes qu'elles entraînent quelquefois sont des excrétions muqueuses et albumineuses. »

Cette distinction, déjà bien minime, entre l'exsudation
et l'exfoliation, ne tarde pas elle-même à disparaître. Si
bien qu'en 1815, Fontaine (1) dans sa thèse écrit : « Que
doit-on penser de ces membranes plus ou moins étendues
qui ont été excrétées et rejetées par l'urèthre ? Demande-
rons-nous encore si c'était la muqueuse qui s'était exfoliée, ou bien si c'était simplement le produit d'une sécrétion, une espèce d'exsudation ? Les progrès que l'anatomie
pathologique a faits dans ces derniers temps ne permettent plus d'avoir de doutes à cet égard et la théorie
des fausses membranes est aujourd'hui trop bien démon-
trée, grâce aux travaux de Bichat, de MM. les professeurs
Chaussier et Dupuytren, pour que l'on conserve quelque
incertitude sur ce point de doctrine. Quoique Morgagni
et Lieutaud aient pensé qu'il pouvait se faire de vraies
exfoliations de la muqueuse vésicale et qu'ils s'appuient
sur l'opinion de Boerhaave et de Ruysch, il n'en reste pas
moins généralement reconnu aujourd'hui que ces exfoliations ne sont que des fausses membranes albumineuses ou
couenneuses qui se forment quelquefois à la surface de
toutes les muqueuses sans qu'il y ait séparation de
celles-ci. »

On le voit la fausse membrane prend de plus en plus
une place prépondérante, au détriment de l'exfoliation,
totalement méconnue. Et dans les années qui suivent le

_____

(1) Fontaine, *Catarrhe de la vessie*, Thèse de Paris, 1815.

mémoire de Fontaine, cette opinion ne fait que s'accentuer.

En 1829, Andral (1) reprenant la question s'exprime ainsi : « La muqueuse vésicale peut fournir une matière concrescible qui se dépose sous forme de pseudo-membrane à la surface interne de la vessie. J'ai vu deux fois cette membrane interne tapissée presque en totalité par une couche couenneuse de plus d'une ligne d'épaisseur, d'un blanc sale, sans trace de vaisseaux, et semblable aux pseudo-membranes urinaires. »

La théorie de l'exfoliation est déjà bien ébranlée ; elle est totalement renversée par les intéressants mémoires de Morel-Lavallée (2) sur l'absorption des cantharides après l'application des vésicatoires. Si bien qu'à sa suite personne n'émet de doutes sur la constitution de ces membranes expulsées par le canal de l'urèthre dans certaines affections vésicales.

Pour tous ce sont des fausses membranes. Déjà en 1831 Boyer (3), dans son *Traité des maladies chirurgicales des voies urinaires*, les passait totalement sous silence. Civiale (4), sept ans après, n'en parle que pour les écarter du cadre nosologique : « La mucosité, dit-il, peut prendre la forme d'une membrane qui revêt tantôt l'intérieur de la vessie, comme l'a observé Andral, tantôt se détache par lambeaux qui sortent quelquefois couverts de petites pierres comme Tulpius et Rudtorffer en citent chacun un exemple. Ce sont ces lambeaux que Willis avait pris

1) ANDRAL, *Traité d'anatomie pathologique*, 1829.
(2) MOREL-LAVALLÉE, 1837.
(3) BOYER, *Traité des maladies chirurgicales de la vessie et des opérations qui leur conviennent*, 1831, t. IX.
(4) CIVIALE, *Traité de l'affection calculeuse*, 1838.

pour une partie de la tunique interne elle-même de la vessie, erreur dans laquelle est tombé aussi Morgagni, en se fondant sur un fait rapporté par Rouhault qui avait vu un homme rendre avec l'urine trois portions de membrane ayant des vaisseaux propres, comme il est assez commun d'en trouver dans les produits pseudo-membraneux. »

La question paraissait jugée, et un silence plus ou moins complet régnait quand parut le fait de Luschka (1), en 1854. Cet auteur avait trouvé dans un cas de rétention aiguë d'urine survenue chez une femme morte avec des accidents typhoïdes, la muqueuse totalement exfoliée et montrant à nu les fibres musculaires sous-jacentes.

Puis parurent les faits de Lever (2), ceux de Henri Lee (3). Le premier auteur citait un cas probant avec examen histologique de muqueuse vésicale exfoliée chez une femme de vingt-huit ans, qui avait souffert de graves accidents du côté de la vessie. Le second, toujours avec l'appui de l'examen histologique, venait prouver la possibilité de l'exfoliation de la vessie. A la suite de ces communications, des doutes se firent dans les esprits, si bien qu'en 1864, Dolbeau (4) établissait encore une fois la différenciation entre cystites membraneuses et cystites pseudo-membraneuses : « Les membranes, dit-il, sont formées soit par de la lymphe coagulée, soit par des dépôts d'épithélium, soit, le plus souvent, par des frag-

---

(1) Luschka, *Virchows Arch. für pathol. Anat.*, 1854, t. VII, p. 30 ; *Gaz. des Hôpit.*, 1856 ; *Bull. Soc. Anat.*, 1852, 2ᵉ série, t. VII.

(2) Lever, *Guy's Hop. Rep.*, 1852.

(3) Henry Lee, *Exfoliation of the mucous membrane of the bladder. Trans. of the pathol. Soc. of Lond.* vol. XV, 1864.

(4) Dolbeau, *Traité pratique de la pierre dans la vessie*, 1864.

ments de la muqueuse vésicale elle-même. » Il est à remarquer que ces paroles suivaient de deux ans l'importante communication de Denœffe (1) à la Société anatomique de Paris : *Sur le décollement complet de la muqueuse de la vessie.*

L'opinion si nettement formulée de Dolbeau fut encore affirmée par la présentation que fit en 1877 M. Dubar (2) à la Société anatomique de Paris d'une pièce recueillie dans le service de M. Dujardin-Beaumetz. Il s'agissait réellement dans ce cas d'une exfoliation vraie de la muqueuse vésicale. Cette même année parut la thèse de Girard (3) inspirée par M. le professeur Guyon, et qui avait pour titre : *De la cystite pseudo-membraneuse.* Elle résumait toutes les connaissances de l'époque sur la question.

Puis, pendant dix ans, la littérature médicale en France reste muette sur cette forme particulière de cystite, jusqu'en 1887, année où parurent les remarquables cliniques de Guyon (4) sur les cystites. D'une façon définitive était de nouveau tracée la distinction entre cystite gangréneuse et cystite pseudo-membraneuse.

*En Angleterre* l'opinion était la même. Sans rapports de cas probants de cystite pseudo-membraneuse, les auteurs anglais la considéraient comme possible. En 1883, Hurry (5) disait, d'accord avec nos auteurs français. « Sous le nom de cystite croupale, diphtérique, pseudo-

(1) Denœffe, *Bull. Soc. anat.*, Paris, 2e année, t. VII, 1862.

(2) Soc. anat. Paris, 1877.

(3) Girard, *De la cystite pseudo-membraneuse*, th. de Paris, 1877.

(4) Guyon, *Leçons cliniques sur les maladies des voies urinaires. Annales des maladies des organes génito-urinaires*, 1887, p. 387.

(5) Hurry, *on exfoliating cystitis, with a case.* Edimb. *Méd. Jour.* 1883-1884.

membraneuse, plastique, exsudative, on a groupé un grand nombre de faits dans lesquels des substances en forme de membranes ont été expulsées de la vessie. Dans certains cas, en effet, le lambeau est le produit d'une exsudation et l'on peut en parler comme d'une fausse membrane. Mais la plupart du temps il est constitué par la muqueuse et le tissu sous-muqueux ; il peut même comprendre une large portion de la couche musculaire. »

Mais tandis qu'en France et en Angleterre on était conduit peu à peu par l'observation à une conception exacte des membranes qui font issue hors de la vessie, en *Allemagne*, c'était le cahos complet. Les publications les plus récentes elles-mêmes fourmillent d'erreurs et disent à tort et à travers les mots de fausses membranes. Comme le dit Pépin (1) dans sa thèse : « Les termes mal définis de croup et de diphtérie nous embrouillent à chaque pas et font flotter sur les divisions que les auteurs essaient d'établir une grande obscurité. » C'est ainsi que pour un certain nombre d'auteurs allemands, en particulier pour Haussmann (2), c'est uniquement de la diphtérie que l'on observe dans ces affections de la vessie qui s'accompagnent de l'expulsion de fausses membranes. Bien mieux Winckel (3) décrit une forme croupale et une forme diphtérique, mais dans l'une comme dans l'autre il admet toujours un décollement partiel ou total de la muqueuse.

(1) Pépin, *Cystite exfoliante*, th. de Paris, 1892.

(2) Haussmann, *Ein Fall von Diphterie der Blasen Schleim, hau darauf folgender Abstossung eines Theiles desselben. Monats f. Geburtsch und Franenk*, Berlin 1868.

(3) Winckel, *die Krankheiten der Weiblichen Harnrœhe und Blase, in Billroth et Luschka Deutsche Chirurgie*, Lief, 62, Stuttggard, 1885.

Il est inutile de pousser plus loin l'analyse des auteurs allemands. Aussi nous en tiendrons-nous à l'opinion formulée par M. le professeur Guyon. Cette opinion n'a pas été infirmée, du moins en France, depuis 1887, date de l'apparition des *Cliniques sur les maladies des voies urinaires*. Malgré tout la cystite pseudo-membraneuse semble tomber dans l'oubli. Tandis que les observations de cystite exfoliante se multiplient, surtout pendant ces dernières années, cas de Haultain (1), de Warren (2), de Stein (3) la littérature médicale reste muette pendant dix ans. Aucune observation de cystite pseudo-membraneuse n'est publiée aussi bien en France qu'à l'étranger. Il faut arriver en 1898 pour lire la publication de M. Balvay (4), interne de *M. le professeur agrégé Rochet*, sur un cas de cystite pseudo-membraneuse. La question depuis dix ans méritait en effet d'être reprise. L'auteur insiste avec raison sur le traitement à faire en pareil cas, traitement tout différent de celui proposé en 1887 par M. le professeur Guyon, et aussi sur la nécessité d'un diagnostic hâtif.

(1) HAULTAIN, *Exfoliation of the bladder in the female*. Lu à l'Obstetric Soc. d'Edimb. 13 nov. 1889.

(2) WARREN, *Un cas de cystite membraneuse avec exfoliation de la vessie*, Boston. Medic. Journal, 25 juin 1897.

(3) STEIN, *Exfoliation de la muqueuse et du tissu sous-muqueux de la vessie. Journal of cutane diseases*, juillet 1895.

(4) BALVAY, *Lyon médic.*, févr. 1898.

# CHAPITRE II

## ÉTIOLOGIE

———

I. — **Cause nécessaire, essentielle :** La cystite préexistante; pas de cystite pseudo-membraneuse primitive.

II. — **Causes prédisposantes :** 1. Influence de l'âge ; 2. du sexe; 3. des milieux extérieurs ; 4. des maladies générales infectieuses; 5. des blennorhagies répétées.

III. — **Causes déterminantes :** 1. Rétention. *a)* rétrécissements de l'urèthre ; *b)* hyperthrophie ou tuberculose de la prostate; 2. traumatisme; *a)* cathétérisme ; *b)* calculs vésicaux.

Une question domine, par son importance, toute l'étiologie de la cystite pseudo-membraneuse, c'est la *cystite préexistante*. C'est pour nous le mode pathogénique essentiel des fausses membranes. Il n'y a pas de cystite pseudo-membraneuse primitive ; cette affection succède toujours à une cystite antérieure, aiguë ou chronique, mais dans tous les cas l'inflammation vésicale banale précède d'un temps plus ou moins long l'apparition des fausses membranes.

Girard, dans sa thèse, a le tort de peu insister sur ce sujet et à sa suite tous les auteurs soit de traités généraux, soit de traités spéciaux sont muets sur la question.

En revanche, M. le professeur Guyon dans ses *Leçons cliniques* attire fortement l'attention sur ce mode étiologique : « *La recrudescence d'une cystite préexistante*, dit-il, *surtout lorsqu'elle s'accompagne de rétention, voilà la cause la plus ordinaire de la formation des membranes dans la vessie.* » Nous serons plus affirmatifs encore que M. le professeur Guyon et — toutes nos observations sont concluantes à cet égard — nous dirons : la recrudescence d'une cystite préexistante, telle est la cause nécessaire à la formation des pseudo-membranes. Ce point, sur lequel il convenait d'attirer fortement l'attention, une fois éclairci et tranché, abordons l'étude des autres causes. Elles peuvent être rangées en deux groupes : des *causes prédisposantes* et des *causes déterminantes*, que nous allons envisager successivement.

Les premières, les *causes prédisposantes*, ont trait à l'influence de l'*âge*, du *sexe*, des *milieux extérieurs*, des *maladies générales infectieuses*, des *blennorhagies répétées*, etc.

La cystite pseudo-membraneuse est une affection qui atteint rarement la femme. Et nous devons à ce propos relever une erreur commise par Tuffier dans le *Traité de chirurgie*, lorsqu'il signale la cystite pseudo-membraneuse comme fréquente chez la femme après l'accouchement (1). Il y a dans cette affirmation une exagération évidente probablement entretenue par une confusion de termes. Nous ne nions pas que la cystite pseudo-membra-

______

(1) Cette forme (la cyst. ps. membr.), dit-il, fréquente surtout après des poussées inflammatoires suraiguës et chez la femme après l'accouchement est susceptible d'envahir l'uretère et le bassinet. (*Traité de chirurg.*, art. Cyst. chron., p. 713.)

ñeuse vraie, celle qui nous occupe, ne puisse se rencontrer chez les nouvelles accouchées, quoique nous ne puissions en rapporter aucun cas. Mais la cystite pseudo-membraneuse est une affection plutôt rare ; d'autre part, le nombre des cystites aiguës des nouvelles accouchées, de l'aveu même de M. Pinard, devient de plus en plus petit (1). Il paraît donc difficile après cela de croire à la fréquence des fausses membranes dans les cystites des nouvelles accouchées. Il est plus vraisemblable de croire que l'auteur a été induit en erreur par une confusion autrefois faite en France, et actuellement encore très commune en Allemagne, comme nous l'avons vu dans l'historique, entre deux affections dont nous nous sommes efforcé, au début de ce travail, de tracer les rapports et les limites réciproques : la cystite exfoliante et la cystite pseudo-membraneuse. Au reste Pépin, dans sa thèse (2), démontre que chez les nouvelles accouchées il s'est toujours agi d'exfoliation de la muqueuse. Quant à nous, nous n'avons pu découvrir qu'une seule observation de cystite pseudo-membraneuse se rapportant au sexe féminin. C'est celle de M. le professeur Guyon (3) dans laquelle il s'agissait d'une malade de trente-deux ans, atteinte de coliques néphrétiques et qui succomba à une cystite grave avec rejet de fausses membranes. Cette rareté est assez explicable si l'on songe que bien peu souvent chez la femme se trouvent réunies les causes

---

(1) Depuis l'antisepsie, sur un total de 15,000 accouchements effectués dans le service de M. Pinard à Lariboisière, ou à la clinique Baudelocque depuis 1885, il n'y a pas eu un seul cas de cystite. (PINARD, communication orale.)

(2) PÉPIN, *Loco citato.*

(3) GUYON, *loco citato.*

habituelles productrices de cette variété de cystite et
que nous étudierons tout à l'heure. C'est donc presque
exclusivement chez l'homme que survient la cystite
pseudo-membraneuse.

Le jeune âge en est à peu près indemne. C'est tout au
plus si l'on peut signaler le cas de Marbotin. C'est l'observation d'un enfant de deux ans chez lequel on trouva
une fausse membrane qu'a décrite Morgagni (1). C'est
qu'en effet, comme nous le faisions remarquer pour le sexe
féminin, on ne trouve pas réunies dans le jeune âge
les causes habituelles de la cystite pseudo-membraneuse.

En définitive, tandis que la cystite aiguë évolue princi-
palement dans l'âge moyen, dans la plupart des cas de
cystite pseudo-membraneuse on a affaire à des malades
âgés, dont l'âge varie entre cinquante et soixante ans,
c'est-à-dire à des hommes qui n'ont pas encore franchi
les bornes de ce qu'on peut appeler l'extrême vieillesse.
Ce n'est cependant pas à dire que l'âge adulte de même
que l'âge très avancé soient tout à fait exempts de l'affection qui nous occupe. Une de nos observations rapporte
un cas de cystite pseudo-membraneuse survenue chez un
homme de trente-sept ans (obs. VI), et une autre a trait
à la même affection ayant apparu à l'extrême limite de la
vie, chez un vieillard de quatre-vingts ans (obs. I).

Quant aux autres causes occasionnelles rapportées par
Girard dans sa thèse et classées par lui parmi les *causes*
dites *générales*, elles sont plutôt secondaires. Il est certain que les *variations atmosphériques*, que le *froid*, par
exemple, en amenant une congestion prostatique chez un

(1) MORGAGNI, *de sedibus et causis morborum*, Ep. 41, art. 15, t. II, 1761.

homme prédisposé peut conduire à une cystite pseudo-membraneuse. On s'explique aussi facilement que les individus soumis à des *marches pénibles* comme les soldats, souffrant déjà d'une cystite, porteurs de pierres ou de gravier dans leur vessie, sont des candidats tout désignés à la fausse membrane. De la même manière agissent tous les excès : *excès alcooliques, excès vénériens*, en provoquant une congestion locale. Dans le même ordre de faits méritent enfin de rentrer les *blennorhagies répétées*, ainsi que les *maladies infectieuses graves* sur lesquelles insiste Niemeyer. Elles peuvent apporter dans un terrain prédisposé des germes virulents, vivaces, capables d'amener un redoublement de l'état inflammatoire, cause essentielle de la cystite pseudo-membraneuse.

L'étude des *causes déterminantes* est encore obscure. A quelle occasion une cystite banale, aiguë ou chronique, — puisque tel est le mode pathogénique nécessaire — devient-elle productrice de fausses membranes ? Il est parfois difficile de s'en rendre compte. Pourtant si nous interrogeons les observations, nous voyons qu'on peut, dans la plupart des cas, invoquer une des deux causes suivantes : un *accès de rétention* ou un *traumatisme*. Toutes deux agissent d'une façon identique, en augmentant l'état inflammatoire du réservoir urinaire et en provoquant ainsi la recrudescence de la cystite.

C'est par la *rétention* qu'agissent l'*hypertrophie de la prostate* (obs. VIII, obs. I), le *rétrécissement du canal de l'urèthre* (obs. II, obs. III, obs. V) et peut-être aussi la *tuberculose de la prostate*, qui peut, en congestionnant cette glande, amener une rétention aiguë. C'est d'ailleurs le seul mécanisme à invoquer pour expliquer les cas de

cystite pseudo-membraneuse survenus dans ces circonstances, car on ne saurait admettre l'opinion de Broca,
pour qui la cystite tuberculeuse exposerait particulièrement à la production des fausses membranes.

C'est au contraire par le *traumatisme* qu'il faut expliquer l'action perturbatrice produite par les *cathétérismes*,
qui, même pratiqués avec la plus grande douceur, produisent des érosions minimes, sans doute, mais répétées,
au niveau de la muqueuse vésicale. Il est vrai qu'il faut
de plus ici faire intervenir l'*infection*. L'instrument dont
on se sert peut être septique, soit qu'il n'ait pas été
suffisamment désinfecté avant son introduction, soit
encore qu'il refoule dans le réservoir urinaire des germes
recueillis dans le canal de l'urèthre. C'est encore par
traumatisme qu'agit la présence des *calculs* dans la vessie.
Ces calculs vésicaux produisent sans cesse, à chaque
mouvement du malade, de petits traumatismes qui finis-
sent par diminuer la résistance de la muqueuse vésicale.
De plus, ils peuvent agir en amenant une rétention
brusque d'urine par leur pénétration et leur enclavement
dans le canal de l'urèthre. C'est ainsi que s'explique la
rétention aiguë rapportée ici (obs. VII). A ce propos
nous ne saurions admettre l'opinion de M. le professeur
Guyon qui semble exclure les calculs vésicaux de l'étiologie de la cystite pseudo-membraneuse. Citons au long
ce que dit ce chirurgien : « *Les calculs, par exemple,* se
demande-t-il, *prédisposent-ils à cette forme de cystite ?
Je n'hésite pas à répondre par la négative. Parmi les
nombreux malades atteints de la pierre qu'il m'a été
donné de suivre, je n'ai eu que très rarement l'occasion
d'en rencontrer chez lesquels cette complication ait été*

*notée.* » Nous ne trouverons, nous, rien d'étonnant à cela. La cystite pseudo-membraneuse, nous l'avons dit, est en somme une affection plutôt rare. On pourrait dire de l'hypertrophie de la prostate ce que le professeur Guyon dit des calculs vésicaux. Que de malades qui souffrent de l'hypertrophie prostatique et chez combien rencontre-t-on de fausses membranes ? Ils sont en infime minorité. Pour M. le professeur Guyon, dans les cas rapportés, ces membranes seraient toujours consécutives à la lithotritie ou à la taille. Or, nous rapportons ici un cas probant de pseudo-membranes découvertes au moment de la taille chez un calculeux non rétréci ni prostatique. Cette observation a eu le mérite d'enlever à l'opinion de M. le professeur Guyon ce qu'elle a de trop absolu, de trop exclusif.

# CHAPITRE III

## ANATOMIE PATHOLOGIQUE — PATHOGÉNIE

I. — **Lésions banales de cystite chronique :** Changement de volume de la vessie; péricystite.

II. — **Lésions spéciales à la cystite pseudo-membraneuse.** 1. Fausses membranes. *a)* Caractères macroscopiques : forme, dimension, siège, couleur, épaisseur, consistance, adhérence ; *b)* Caractères microscopiques : absence de toute structure, réticulum fibrineux, globules de pus ; 2. urines : les germes pathogènes qu'elles contiennent.

**PATHOGÉNIE.** — Rôle du coli-bacille sur le sérum sanguin.

Les lésions observées dans la cystite pseudo-membraneuse comprennent un certain nombre de lésions banales existant du fait de la maladie causale qui est toujours, comme nous l'avons vu, une cystite antérieure, et les altérations spéciales dues à la production et à la présence des fausses membranes dans la vessie. Nous examinerons successivement ces deux ordres de faits.

Les lésions de *cystite banale* ne méritent guère de nous arrêter longtemps. Nous parlerons seulement de celles qui ont trait au changement de volume de la vessie et à la propagation de l'inflammation dans les tissus péri-vésicaux.

A l'autopsie des malades morts de cystite pseudo-membraneuse, on rencontre ordinairement une *vessie volumineuse*, comme il est d'ailleurs habituel d'en trouver chez les prostatiques. De nombreuses cloisons existent, sillonnent en tous sens la paroi interne du réservoir vésical. C'est le type habituel de la vessie dite *vessie à colonnes*. Parfois cependant on s'est trouvé en présence d'une petite vessie. Nous en rapportons ici un cas dans l'observation III. Il s'agissait d'un homme relativement jeune, atteint de cystite depuis quelques années et dont les reins fonctionnaient très mal. Mais, on le comprend facilement, la cystite pseudo-membraneuse, simple épi-phénomène au cours d'une cystite chronique, ne com-mande en rien l'état des parois vésicales et ne les modifie en rien.

Généralement aussi on rencontre des signes de *péri-cystite*. Le tissu cellulaire péri-vésical est dur, criant sous le scalpel, fibro-lipomateux. Ce sont là aussi des lésions anciennes dues à la cystite chronique antérieure, mais qui peuvent se réveiller soudain à l'occasion d'une cause déterminante, comme l'est la production de fausses membranes et donner lieu à des accidents de la plus haute gravité.

L'anatomie pathologique spéciale à la cystite pseudo-membraneuse comprend l'étude des caractères des fausses membranes, au double point de vue macroscopique et microscopique ; et l'examen du liquide dans lequel elles flottent, c'est-à-dire des urines plus ou moins putréfiées.


*Anatomie macroscopique.* — Rien n'est variable comme la *forme et les dimensions* des fausses membranes. Rarement arrondies, elles présentent plus souvent des bords déchiquetés, dentelés, analogues aux contours d'une carte de géographie; ordinairement aplaties comme de petits feuillets, elles ressemblent assez bien à de petits morceaux d'épiderme détachés en vue d'une greffe dermo-épidermique.

Elles sont parfois légèrement incurvées, présentant une face convexe et une face concave. On en a trouvé même qui ressemblaient à une véritable bourse, reproduisant le moule complet du réservoir urinaire. Guyon en cite un exemple très remarquable dans ses *Leçons cliniques sur les maladies des voies urinaires* (page 377). On remarque parfois à leur surface une quantité de petites colonnes adhérentes en tous leurs points, s'entre-croisant dans tous les sens, faisant relief et emprisonnant entre elles de petits cratères ou logettes au niveau desquels la membrane est moins épaisse, et partant plus transparente. Ces reliefs forment à la surface de la fausse membrane un élégant quadrillé, qui est dû, sans nul doute, à la pression des membranes sur la muqueuse vésicale dont elles reproduisent les inégalités. Nos figures en donnent une idée bien nette.

Les *dimensions* des fausses membranes sont aussi fort variées. A côté de fragments gros comme une tête d'épingle, on en trouve dont la superficie est considérable. En moyenne elles possèdent les dimensions d'une pièce de cinquante centimes. Les plus petites, auxquelles nous faisions allusion tout à l'heure, ne sont sans doute que des produits inflammatoires en voie de formation. On les rencontre à l'autopsie formant de petites saillies jaunâtres à la face interne de la muqueuse vésicale.

Ces points doivent en s'étendant par leur périphérie constituer des membranes de plus en plus larges qui, à un moment donné, forment de vastes feuillets.

Où *siègent* de préférence les fausses membranes ? Il est à remarquer que c'est sur tous les tissus que peut baigner l'urine si profondément toxique de la cystite pseudo-membraneuse. Elles se trouvent donc habituellement dans le réservoir urinaire, et surtout dans le bas-fond vésical. Mais on peut en découvrir aussi dans l'uretère, le bassinet, le canal de l'urèthre lui-même. Girard en cite quelques rares exemples (1).

Les fausses membranes affectent généralement une *coloration* gris jaunâtre. Parfois, et dans les cas d'hématuries, rares doit-on dire, elles apparaissent brunâtres. Mais leur coloration n'est pas dans certains cas uniforme ; dans les fausses membranes épaisses on trouve par endroit des portions plus volumineuses et ayant l'apparence du tissu musculaire lavé. Sur une des membranes dont nous avons reproduit l'aspect cette coloration était très nette.

Leur *épaisseur* est fort variable. Parfois excessivement minces, transparentes, on ne peut les dérouler sans les déchirer qu'en les faisant immerger dans un liquide. En revanche, elles peuvent dans d'autres cas présenter une épaisseur relativement considérable et aller jusqu'à 2 ou 3 centimètres d'épaisseur. La figure 2 nous en fournit un bel exemple. Cette épaisseur peut être uniforme quoique rarement, car il existe presque toujours des piliers en relief se coupant les uns les autres

(1) Obs. III et V.

à angles plus ou moins aigus en déterminant de petites
logettes à fond aminci, et dont nous avons parlé tout à
l'heure.

La *consistance* varie naturellement avec l'épaisseur.
Elles sont d'autant plus résistantes qu'elles sont plus
épaisses. On peut en trouver de si minces que leur étale-
ment sur une lamelle est chose, pour ainsi dire, impossible; on se croirait en présence de dépôts muqueux; on
pourrait ajouter que leur résistance est en raison directe
de leur coloration. La consistance devient presque ferme
dans les portions à teinte musculaire pâle.

Rien n'est variable comme leur *adhérence* à la muqueuse
vésicale. Le plus souvent complètement libres, elles flottent dans le liquide du réservoir urinaire. Parfois adhérentes par une de leurs extrémités, elles le sont d'autres
fois sur toute leur étendue et d'une façon intime, si bien
qu'on n'arrive qu'avec peine à les détacher de la paroi
vésicale. Ces variations d'adhérence tiennent peut-être
simplement au degré d'évolution des fausses membranes.
Au début, très petites, elles s'étendent progressivement
par la périphérie tendant à se rejoindre les unes les autres
pour former des membranes de dimensions de plus en
plus considérables. A ce moment leur adhérence doit être
parfaite. Ce n'est que plus tard, quand les parois vésicales,
par leurs mouvements alternatifs d'extension et de contraction, ont malaxé, pour ainsi dire, les productions
pseudo-membraneuses que celles-ci se détachent et
tombent dans la vessie.

Des deux côtés de la membrane, mais surtout du côté
de la face adhérente, la membrane est toujours infiltrée
de dépôts phosphatiques et calcaires. Ces dépôts sont

très variables. Tantôt on se trouve en présence d'une fine poussière, d'une poudre à peine palpable disséminée sur toute la surface des membranes, tantôt au contraire les grains calcaires sont relativement volumineux et sont facilement reconnaissables à la vue et au toucher.

Pour terminer cette étude des caractères macroscopiques des fausses membranes, il convient d'ajouter ce que nous avons signalé déjà, qu'au simple point de vue macroscopique, la différenciation est impossible entre une fausse membrane et une membrane véritable, produit d'exfoliation. Il semblerait que ces dernières, organisées, renfermant dans leur texture des cellules et des fibres, devraient présenter une consistance plus grande ; il n'en est rien. Les unes et les autres sont molles, se laissent facilement distendre et même déchirer. Seul le microscope permet de faire la différence.

*Anatomie microscopique.* — On voit alors qu'elles sont composées « par un réseau de fibrine dont les mailles sont plus ou moins larges. Avec un plus fort grossissement, on voit que le réticulum fibrineux possède des mailles fines et déliées au niveau de la partie superficielle de la membrane, tandis qu'il est composé de faisceaux plus épais, opaques et réfringents au niveau de la partie profonde qui était en contact avec la muqueuse vésicale. Les mailles de ce réticulum sont occupées par quelques rares cellules lymphatiques et par des cristaux de phosphate ammoniaco-magnésien.

« Pour étudier dans les coupes les microbes, nous avons fait quelques colorations avec le violet de méthyle.

« Des microcoques très nombreux, en doubles points ou bien réunis en masses zoogléiques, se voient alors dans

les mailles de cette fausse membrane ; ils sont surtout
abondants dans les mailles fines du réticulum superficiel ;
ce sont des microbes de fermentation ammoniacale.

« En résumé l'examen histologique a démontré que
cette membrane expulsée par l'urèthre était une fausse
membrane fibrineuse assez analogue comme structure à
celles qu'on voit dans la diphtérie, fausse membrane infiltrée de cristaux et de bactéries. Il n'y a nulle trace de la
muqueuse vésicale (1). »

L'examen histologique de fausses membranes, pratiqué
par M. le docteur Martel, ancien chef de clinique à la
Faculté et rapporté dans l'observation XI, est de tous
points concordant avec les lignes précédentes empruntées à
M. le professeur Guyon. Dans ce dernier cas non plus, on
n'a pu découvrir la moindre apparence de structure : pas
de vaisseaux, pas de cellules épithéliales ordonnées, pas
non plus de fibres élastiques. Là encore on n'a trouvé
qu'un réticulum fibrineux, formé de couches superposées,
et contenant de nombreuses cellules lymphatiques, des
globules de pus et par endroit des hématies.

Nous n'insisterons pas longuement sur les caractères
macroscopiques des urines, ce serait créer de nombreuses
redites. Nous rappellerons seulement leur aspect rougé
ou jaune sale, boueux et dans certains cas même puriforme, leur alcalinité, leur mauvaise odeur, enfin leur
septicité extraordinaire, renvoyant pour plus de détails
au chapitre des symptômes.

Au point de vue microscopique, on constate d'abord la
présence des éléments constitutifs des fausses membranes

_______

(1) Guyon, *loco citato.*

A. Grousset.                                                   3

plus ou moins désagrégées et aussi celle de nombreux microbes, les mêmes d'ailleurs que ceux contenus dans l'intérieur des fausses membranes. M. le professeur Guyon a signalé des microcoques nombreux, des zooglées.

Avec tous les auteurs nous citerons encore l'*urobacillus liquefaciens*, le *bacillus griseus*, le *micrococcus albicans amplus* et le *diplococcus fovens*. Mais tous ces micro-organismes se rencontrent bien moins fréquemment que le *bacterium coli commune*, observé par Rowsing, par Albarran et Hallé.

A propos de ce microbe, Krogius (de Helsingfors) s'exprime ainsi dans la conclusion de son travail *Sur le rôle du bacterium coli commune dans l'infection urinaire* (1). « Le microorganisme que j'ai rencontré le plus souvent chez les malades urinaires, et que je tiens pour identique à la bactérie pyogène de MM. Clado, Albarran et Hallé, n'est autre chose que le *bacterium coli commune*. »

La présence de cette bactérie a été parfaitement constatée dans l'observation XI. Cette constatation a bien son intérêt, car le *bacterium coli commune* joue un rôle important dans la pathogénie des fausses membranes, que nous allons maintenant étudier.

## PATHOGÉNIE

La pathogénie des fausses membranes dans la cystite pseudo-membraneuse est un point des plus intéressants à étudier.

(1) *Arch. de méd. expériment.*, n° 1. p. 66, janvier 1892.

Chez un prostatique, par exemple, une rétention aiguë se déclare : la muqueuse vésicale s'hyperémie ; les vaisseaux se congestionnent, et une quantité assez considérable de sérum sanguin transsude à travers les parois des vaisseaux, tombe dans la vessie avec une quantité minime de fibrine. Naturellement cette dernière ne passe que très difficilement à travers les parois des vaisseaux. Or, nous l'avons vu, les fausses membranes sont presque entièrement constituées par un réticulum fibrineux. Il n'est donc pas admissible de supposer la formation de ces membranes uniquement par cette fibrine exsudée. Un autre mécanisme doit intervenir. Girard, dans sa thèse, dit que ces pseudo-membranes sont formées par « la sérosité qui, sortie des vaisseaux, éprouve de la part des tissus enflammés une modification particulière en vertu de laquelle il se produit de la plasmine concrescible ou fibrine. »

Reste à trouver l'agent de cette modification. Ne serait-elle pas due simplement aux produits toxiques particuliers sécrétés au niveau de la muqueuse vésicale ? Et ne seraient-ce pas ces phénomènes qui produiraient, pour ainsi dire, la concrétion du sérum sanguin. Il se passerait dans la cystite qui nous occupe des transformations analogues à celles que l'on observe dans la diphtérie, transformations qui aboutissent dans cette affection à la production de pseudo-membranes, ou mieux encore à ce qu'on observe dans certaines colites à productions pseudo-membraneuses, dues à l'action indéniable du coli-bacille.

Or dans les voies urinaires ce micro-organisme pullule. Nous n'avons pas à rechercher ici quelles sont ses voies de pénétration ; qu'il nous suffise de dire qu'on le trouve dans les voies urinaires, assez fréquemment isolé, plus souvent associé.

Cette pathogénie de la formation des fausses membranes dans la cystite pseudo-membraneuse aux dépens du sérum sanguin sous l'action d'une toxine, d'un ferment pour ainsi dire particulier, sécrété par le coli-bacille, nous semble la plus probante. Que l'on considère attentivement les observations rapportées dans ce travail. La plupart passent malheureusement sous silence l'examen bactériologique, mais dans celles où l'attention a été attirée de ce côté, on a toujours rencontré le coli-bacille et toujours en quantité prédominante sur les autres micro-organismes. M. le professeur Guyon rapporte plusieurs observations absolument concordantes à cet égard (1). C'est le bacterium coli qui dominait aussi dans le cas rapporté par l'observation XI.

Les pseudo-membranes pour se produire exigent donc le contact de la muqueuse vésicale hyperémiée et dans un état pathologique particulier avec une urine purulente. Or, nous l'avons déjà dit maintes fois, la cystite pseudo-membraneuse survient toujours au cours d'une cystite chronique. C'est dire qu'habituellement dans la vessie de pareils malades il existe du pus à l'état permanent. Mais supposons le cas d'un malade se soignant bien, et n'ayant plus qu'un peu de catarrhe vésical sans trace de pus apparent. Supposons qu'une rétention survienne chez ce malade ; y aura-t-il dans ce cas particulier apparition de fausses membranes ?

(1) Guyon : *loco citato.*

On sait, et les travaux de Rowsing (1) ont remis la question au point, que de nombreux microbes peuvent décomposer l'urine, même sans cause déterminante et à l'état normal. Le *proteus Hauser* et le *bacillus longus urew* sont de ce nombre. Mais il existe d'autres germes qui, pour arriver à la même décomposition de l'urine, ont pour ainsi dire besoin d'une aide, rétention ou traumatisme. C'est ce que Rowsing a observé en particulier pour le *bacterium coli commune*.

Le mécanisme de la cystite pseudo-membraneuse devient alors facile à comprendre. Un vieil urinaire, atteint de cystite antérieure, est pris soudain d'un accès de rétention. Deux choses ont lieu, d'un côté la vessie se trouve en état de faiblesse, d'infériorité ; d'autre part le coli-bacille du fait de la rétention, du fait de traumas minimes mais fréquents résultant des cathétérismes répétés se trouve porté à un degré de virulence extraordinaire, et grâce aux toxines qu'il sécrète et qui agissent sur le sérum sanguin exsudé, crée ainsi les fausses membranes.

Maintenant, quant à dire en quoi consiste cet excès de virulence sous l'influence de la rétention ou du traumatisme, et pourquoi dans tous les cas de rétention chez les vieux urinaires cet excès de virulence n'a pas lieu pour donner naissance alors à la cystite pseudo-membraneuse, il nous est impossible de nous prononcer. Peut-être n'est-ce qu'une question de terrain, de nombre ou d'état particulier des bacilles.

Ce qu'il y a en tout cas de certain c'est la *virulence*

_______

(1) *Études cliniques et expérimentales sur les affections infectieuses des voies urinaires* par Ch. Rowsing (de Copenhague).

*considérable des urines* dans tous les cas de cystite pseudo-membraneuse. Mais le danger résulte non seulement du fait de la putréfaction des fausses membranes déjà formées, mais encore de la virulence particulière des urines qui, absorbées au niveau des parois vésicales plus ou moins altérées, doivent produire un empoisonnement rapide. Dans le cas opéré par M. Rochet (1) les lèvres de la plaie opératoire se recouvrirent de fausses membranes abondantes. Le tissu cellulaire fut nécrosé, le tissu lui-même des grands droits fut atteint et présenta pendant plusieurs jours des lambeaux noirâtres, gangréneux, répandant une odeur infecte, et dont la disparition coïncida avec la diminution de l'alcalinité des urines. Ce fait équivaut à une véritable expérience physiologique et nul doute que les urines injectées à ce moment sous la peau d'un animal n'eussent rapidement amené la mort, malheureusement nous ne le fîmes pas.

Quand les urines furent redevenues acides, c'est-à-dire quand la toxicité eut, sinon disparu, du moins considérablement diminué nous inoculâmes, sous la peau d'un lapin adulte, deux parcelles de fausses membranes flottant encore dans le liquide. Il était visible que ces pseudo-membranes très petites n'étaient, pour ainsi dire, pas arrivées à maturité. Elles devaient donc présenter un minimum de toxicité. L'expérience fut en effet négative et l'animal ne présenta aucun trouble particulier.

(1) Obs. XI.

# CHAPITRE IV

## SYMPTOMES

---

I. — **Période de début:** Poussées aiguës de rétention, hématuries.

II. — **Période d'état:** 1. Symptômes fonctionnels : douleur, rétention, obstruction des sondes, arrêt du jet pendant la miction. — 2. Symptômes physiques : symptômes banals de cystite fournis par le palper hypogastrique, caractères de l'urine (odeur de macération anatomique, action destructive). — 3. Symptômes généraux.

**COMPLICATIONS** — 1. D'ordre général : intoxication générale. — 2. D'ordre local : phlegmons péri-vésicaux, calculs secondaires, gangrènes.

Nous l'avons dit dans l'étiologie : la cystite pseudo-membraneuse n'est jamais primitive. Elle est toujours précédée soit d'une cystite aiguë, soit, le plus souvent, d'une cystite chronique. Quelle est la *durée de cette cystite antérieure?* C'est là un point qui ne comporte aucune règle fixe. Cependant, si on a pu rencontrer des cas où les accidents de la cystite pseudo-membraneuse ont apparu seulement quelques semaines après le début de l'inflammation aiguë, on peut dire que c'est ordinairement après plusieurs années que se fait cette transformation (1).

De même les points fixes manquent lorsqu'il s'agit de saisir ce *passage de la cystite banale à la cystite pseudo-membraneuse*. Certainement, si au cours d'un catarrhe vésical on voit survenir une rétention brusque avec phénomènes infectieux graves, il est naturel de croire au début d'une cystite pseudo-membraneuse. Mais à côté de cela, nombre de malades ont pu, à une certaine époque de leur cystite, rejeter des fausses membranes, sans que la moindre crise aiguë antérieure l'ait fait en rien pressentir. Et de plus combien de prostatiques, de rétrécis, atteints de cystite consécutive, présentent une ou plusieurs crises aiguës de rétention, sans pour cela expulser des pseudo-membranes.

Cependant, si l'on manque de points de repère absolument certains, il est permis d'énumérer quelques symptômes qui se rencontrent assez habituellement au début d'une cystite pseudo-membraneuse. Un malade atteint de cystite, urinant toutes les deux ou trois heures pendant la nuit, plus fréquemment encore pendant le jour, et ne ressentant que des douleurs modérées, voit tout à coup augmenter le nombre de ses mictions, et s'accroître l'intensité de ses douleurs ; il se plaint de pesanteur au niveau de l'hypogastre ; les selles sont très pénibles et s'accompagnent de ténesme. Bref, on se trouve en pré-

(1) La durée de cette cystite antérieure a été dans cinq cas supérieure ou égale à un an (seize ans dans l'obs. VII, huit ans ans l'obs. II, deux ans dans les obs. V et VI et un an dans l'obs. XI) et dans trois cas seulement inférieure (deux ou trois mois dans les obs. III et X, apparition à peu près simultanée des symptômes de cystite et des fausses membranes dans l'obs. IV). Elle n'est pas relatée dans les autres observations, I, VIII et IX.

sence de tout le cortège de douleurs et de troubles habituels à une crise hémorrhoïdaire. Et c'est quelques jours
après que survient la caractéristique de la cystite pseudo-
membraneuse : l'expulsion de fausses membranes. Mais,
il faut le dire, il n y a rien là de bien spécifique. Ce sont
les symptômes habituels d'une *rétention aiguë* qui se
prépare, et on ne saurait poser à ce moment un diagnostic
même approximatif.

En même temps que ces poussées aiguës, on a signalé,
au début de la cystite pseudo-membraneuse, l'apparition
d'*hématuries* ordinairement peu abondantes. M. le professeur Guyon en cite un cas dans ses leçons cliniques
sur les organes génito-urinaires. L'observation en est
rapportée ici (1), et dans ce cas les hématuries furent
particulièrement abondantes. Girard dans sa thèse en
avait déjà signalé un autre cas que nous rapportons
aussi (2) et dans lequel les hématuries précèdent de
quelques mois l'apparition des fausses membranes. Au
premier abord, il semblerait que les hémorragies vésicales
doivent être sinon constantes, au moins fréquentes dans la
cystite pseudo-membraneuse, étant donné que des membranes quelquefois très étendues se détachent des tissus
sous-jacents et peuvent mettre à nu des surfaces ulcérées.
Ce n'est cependant pas la vérité et, à part les deux cas
précédemment cités, les observations sont muettes à cet
égard. C'est qu'en effet, comme nous l'avons vu dans le
chapitre de l'anatomie pathologique, la muqueuse vésicale
est habituellement indemne au-dessous des fausses membranes. Les vaisseaux ne sont pas mis à découvert et par-

(1) Obs. VIII.
(2) Obs. VII.

tant non ulcérés. Malgré tout ces hémorragies s'expliquent fort bien dans les cas rapportés où elles ont eu lieu. Il existe en effet une congestion intense du réservoir urinaire et des organes voisins. Une transsudation rosée du sérum sanguin s'établit facilement, et de plus quelques petits vaisseaux peuvent céder sous la pression vasculaire et laisser sourdre un peu de sang. C'est ce qui explique la teinte rose qu'ont présentée les urines dans quelques observations. Mais encore une fois ces hématuries ne sauraient être rapportées au décollement des fausses membranes ; elles sont simplement le fait de la congestion.

Arrivons maintenant aux symptômes de la *période d'état*. Ils sont d'une extrême importance, car c'est de leur recherche et de leur constatation que dépend le diagnostic et par conséquent le traitement, autrement dit, comme nous le verrons dans un autre chapitre, une question de vie ou de mort pour le malade.

Ces symptômes peuvent se diviser en *symptômes fonctionnels, physiques et généraux*.

Au point de vue *fonctionnel*, le symptôme qui frappe tout d'abord l'attention, c'est la *douleur*. Elle est d'intensité très variable. Ce n'est parfois qu'une simple pesanteur, quelques douleurs sourdes au niveau du périnée, simple continuation de la cystite antérieure. Tantôt au contraire la douleur est extrêmement vive, continue, avec des exacerbations à chaque miction. Le malade présente un facies grippé comparable au facies abdominal de la péritonite aiguë ou de l'occlusion intestinale. Mais entre ces deux cas extrêmes, la marche habituelle est que la douleur subit une augmentation d'intensité sans cependant présenter une acuité considérable.

A côté de la douleur se place la *rétention* due ici à une cause toute spéciale, au développement des fausses membranes, et qu'il faut savoir distinguer de la rétention due aux causes banales : rétrécissements uréthraux, congestion et hypertrophie prostatiques. C'est ainsi que dans une de nos observations (1) il y avait rétention complète au début. Étant donné l'état général grave on aurait pu penser à une rétention due à des produits pseudo-membraneux. L'hypertrophie prostatique cependant était seule en cause puisque tout cathétérisme était impossible.

Mais tel n'est pas habituellement le cas. A la suite des accidents aigus qui marquent le début survient brusquement de la rétention. On songe aussitôt à un obstacle siégeant au niveau de l'urèthre ou de la prostate. On pratique le cathétérisme pour vider l'urine et on est tout étonné de voir que la sonde pénètre facilement dans la vessie. Et alors plusieurs cas peuvent se présenter. Si les fausses membranes sont de petite taille, il s'écoule une certaine quantité de liquide ; quelques fragments membraneux peuvent même être entraînés, recueillis et soumis à l'examen microscopique qui lève tous les doutes. Puis brusquement l'urine s'arrête, la sonde est obstruée. Une injection poussée un peu fortement dans la sonde la débouche et l'urine reprend son cours. Et le même phénomène peut se reproduire plusieurs fois avant que la vessie ne soit complètement vidée (2).

(1) Observation XI.

(2) Cette oblitération incessante de la sonde et les injections poussées pour la déboucher sont bien nettes et bien décrites dans l'observation III prise par Girard dans le service de Guyon.

On peut au contraire avoir affaire à une vaste fausse membrane qui s'enroule autour du bec de la sonde, le coiffe pour ainsi dire, et empêche naturellement d'une façon complète l'écoulement de l'urine. Une injection poussée comme précédemment dans la sonde pénètre assez facilement dans la vessie mais n'en ressort pas. La membrane fait soupape sur le bec de la sonde et l'émission de l'urine est impossible.

C'est par le même mécanisme qu'on explique l'obstruction fréquente, presque continuelle de la sonde à demeure. Chez un malade présentant une rétention plus ou moins complète, on croit être en présence d'un prostatique atteint d'une cystite banale accompagnée de parésie vésicale : on place une sonde à demeure et on prescrit des lavages. Et quelques heures, parfois une demi-heure après, on est très étonné de voir les douleurs se réveiller plus vives chez le malade. On débouche la sonde, on la retire souvent même et on ne constate rien d'anormal (1). C'est que la fausse membrane qui obstruait le cathéter, trop volumineuse pour s'engager dans l'œil de la sonde, est restée dans la vessie. Nos observations sont toutes concluantes à cet égard.

Nous venons de voir ce qui arrivait lorsque les fausses membranes soit de grand soit de petit calibre restaient cependant étalées en plaques à l'intérieur de la vessie mais un autre cas peut se présenter, celui où les fausses membranes, très petites, sont comme pelotonnées. Que ces espèces de petites boules viennent à s'engager dans le canal de l'urèthre, et elles peuvent le faire asssez facile-

_______

(1) C'est en particulier le cas exact de l'observation XI.

ment à la faveur de leur exiguïté, elles vont provoquer une rétention subite de l'urine. Nous avons été témoin plusieurs fois du fait à propos du malade dont l'observation est rapportée ici (1).

Au même ordre de faits et dépendant toujours de la même cause, se rattache un symptôme sur lequel insiste déjà Girard dans sa thèse : *l'arrêt du jet d'urine au cours de la miction.* C'est l'analogue de ce qui se produit chez les calculeux et la pathogénie en est la même. Un bouchon de fausses membranes se présente à l'orifice vésical du canal de l'urèthre. Il arrête un instant la miction jusqu'au moment où un changement de position du malade amène le déplacement du corps obstructeur. Seulement il est facile de comprendre que pour que cet arrêt soit momentané et puisse être confondu avec l'arrêt produit par un calcul, il faut avoir affaire à un peloton volumineux de fausses membranes. Si le peloton était très petit il pénétrerait dans le canal de l'urèthre, et ou bien serait expulsé, ou bien produirait par son tassement une rétention d'urine permanente. Si d'autre part les fausses membranes étaient étalées, elles se colleraient, pour ainsi dire, le long des parois vésicales et ne pourraient se déplacer lors d'un mouvement du malade.

Dans le cas où le peloton est de très petit volume, la sonde qui le refoulera dans la vessie pourra bien amener l'issue de l'urine, mais à la miction suivante, le même phénomène pourra se reproduire, et si l'on ne songe à la cystite pseudo-membraneuse on sera fort embarrassé pour déterminer la cause de cet arrêt du jet.

(1) Obs. XI.

Cependant la rétention complète, absolue, n'est pas toujours la conséquence de la présence des fausses membranes dans la vessie. Il est des cas où l'expulsion des fausses membranes n'est pas aussi accidentée. Les fausses membranes peuvent s'allonger en de longs filaments, surtout si la vessie est solide et bien musclée, et ne déterminer alors qu'un peu de difficulté des mictions sans rétention.

Si nous avons autant insisté sur ces phénomènes, c'est qu'ils sont d'une importance extrême pour le diagnostic et nous devrons même y revenir dans un des chapitres suivants.

Les *symptômes physiques* demandent eux aussi à être étudiés en détail. Ils comprennent en dehors des *symptômes banals de cystite*, des symptômes importants comme l'*odeur de macération anatomique*. et un symptôme absolument caractéristique : l'*expulsion de fausses membranes*.

Dans la première catégorie de symptômes banals, nous ferons rentrer tout d'abord les signes fournis par le *palper hypogastrique*. Ce genre de manœuvre dénote au niveau de la région sus-pubienne une certaine douleur, et, de plus, avec la main, on peut sentir le globe vésical plus ou moins distendu s'il y a rétention.

Le *toucher rectal* a une autre importance. Il détermine d'abord de la douleur au niveau du bas-fond vésical, et permet en outre de se rendre compte de l'état de la prostate, et parfois même, en cas de pierres volumineuses ou favorablement situées, de percevoir leur présence. Ces signes ont bien leur importance, car, en dénotant une sensibilité exagérée de la vessie, plus

considérable qu'elle ne doit être dans une cystite chronique, ils indiquent qu'il se passe quelque chose d'anormal
du côté vésical. L'attention sera dès lors éveillée et c'est
en groupant les autres symptômes qu'on parviendra au
diagnostic exact de la cause inconnue. C'est encore le
toucher rectal qui permettra de se rendre compte de
l'obstacle apporté au cours de l'urine. En pareille circonstance, la constatation d'une hypertrophie prostatique ne nous renseignera guère. Cependant, si la sonde
passe, quoique avec difficulté, qu'il existe quand même
de la rétention accompagnée d'un mauvais état général,
et surtout si l'on songe, comme on doit le faire en pareil
cas, à la cystite pseudo-membraneuse, on sera bien en
droit de se demander s'il n'existe pas des fausses
membranes dans la vessie.

La *percussion hypogastrique* a ici une valeur tout à
fait minime : elle ne nous renseigne que sur le volume et
la distension plus ou moins accusée de la vessie.

Ce sont surtout les *caractères de l'urine émise* qui
doivent attirer toute notre attention. Lors d'une attaque
de cystite pseudo-membraneuse, elles changent parfois
très brusquement, souvent dans quelques heures. Tel
malade qui, avant sa crise, pouvait avoir des urines puri-
formes, c'est-à-dire légèrement troubles à leur sortie, et
laissant au bout de quelque temps au fond du vase un
dépôt assez abondant de pus, voit, une fois la cystite
pseudo-membraneuse déclarée, ses urines devenir fran-
chement purulentes. Leur coloration est jaune sale, leur
aspect glaireux. Au bout de quelques heures de repos,
elles se prennent en une masse gélatiniforme, au moins
leur partie inférieure qui adhère légèrement à l'urinoir.

Cet état est dû à l'action qu'exerce sur le pus le carbonate d'ammoniaque résultant de la décomposition de
l'urée. En même temps, on remarque en dissolution dans
l'urine de nombreux sels et surtout des phosphates
ammoniaco-magnésiens qui se déposent rapidement après
quelques heures de repos.

C'est à la présence dans l'urine du carbonate d'ammoniaque et de ces phosphates qu'est due son alcalinité.
C'est là aussi un signe important par sa constance qui
l'a fait signaler dans presque toutes les observations.

Mais parmi tous les caractères de l'urine, c'est encore
son *odeur* qui est le plus caractéristique, et M. le professeur Guyon insiste assez longuement sur ce sujet. C'est
une odeur forte de macération anatomique. On ne saurait
la comparer mieux qu'à celle des sécrétions de certains
cancers utérins ou rectaux. Cette odeur est constante
dans la cystite pseudo-membraneuse. Elle apparaît même
d'une façon précoce et peut se sentir parfois douze
heures après la formation au moins probable des fausses
membranes dans la vessie.

Il est tout naturel que des urines ainsi altérées agissent
profondément sur les tissus avec lesquels elles se
trouvent en contact. Dans la vessie il est presque
certain qu'elles doivent détruire très vite l'épithélium
et que leur absorption à ce niveau soit la cause
des accidents généraux que l'on observe en pareil cas.
Chez un de nos malades, traité par la cystostomie sus-
pubienne, les urines à odeur de macération anatomique
avaient fortement rongé les bords de la plaie abdominale.
Et à la suite de cette *action destructive* pendant plusieurs
jours s'éliminèrent de vastes lambeaux gangrénés non

seulement de tissu cellulaire, mais même du tissu musculaire des grands droits. A chaque pansement (et le
malade était parfois pansé jusqu'à deux fois par jour) des
fausses membranes d'aspect grisâtre, fortement odorantes,
recouvraient les lèvres de la plaie ; arrachées, elles se
reformaient en quelques heures. La peau non plus n'avait
pas résisté : elle présentait une teinte rouge, et était parsemée tout autour de la plaie opératoire de petites ulcé-
rations sur la production desquelles ni les poudres inertes
ni les poudres antiseptiques n'avaient d'action.

Les corps étrangers eux-mêmes, comme les cathéters
métalliques et les bougies, sont atteints par cette action
destructive des urines. « A leur contact, dit M. le professeur Guyon, on voit les sondes d'argent noircir comme
au contact des émanations sulfureuses. » Ruysch en
rapporte déjà une observation semblable. Pratiquant
un jour, chez un malade atteint d'exsudation vésicale, le
cathétérisme avec un instrument en argent, il fut tout
étonné de retirer sa sonde noircie. Chez un de nos
malades, nous avions pratiqué le cathétérisme à demeure
avec une sonde en gomme noire. Retirée à plusieurs
reprises au bout de quelques heures seulement pour cause
d'obstruction, chaque fois nous constations qu'elle était
profondément entamée. Non seulement elle avait perdu
son éclat, mais encore elle se laissait enlever par lamelles.
C'était une véritable putréfaction.

Nous arrivons maintenant au symptôme tout à fait
caractéristique de la cystite pseudo-membraneuse : l'*expulsion de fausses membranes* (1). Cette issue n'est possi-

(1) Ce symptôme n'existe pas dans tous les cas. Sur les douze observations rapportées ici il n'a été cependant marqué et constaté seulement

ble que lorsque les membranes sont de petite dimension ; ce sont habituellement les cas les plus bénins. Cependant, comme parmi de fausses membranes plus ou moins volumineuses, de plus petites peuvent être expulsées, il faut apporter toute son attention à ce qui sort de la sonde. Généralement les membranes expulsées sont de couleur grisâtre, assez résistantes pour être déplissées sans déchirure avec une pointe fine, d'épaisseur variable. Mais ce sont là des caractères que nous avons étudiés plus en détail au chapitre de l'anatomie pathologique. Ce serait également nous répéter qu'insister sur les troubles de rétention qu'elles peuvent amener. Cette étude a été faite dans les symptômes fonctionnels.

L'état général n'est pas sans être profondément altéré. Les forces du malade baissent rapidement ; la face se grippe ; la langue se rôtit ; la température atteint 40° ou 41°. On dirait assister au début d'une pyrexie grave. Parfois cependant le tableau est moins sombre. M. le professeur Guyon rapporte dans ses leçons sur les organes génito-urinaires un de ces cas d'apparence plus bénigne, mais qui ne sont que l'exception.


## COMPLICATIONS

Les complications au cours de la cystite pseudo-membraneuse peuvent être très fréquentes et très redoutables.

à l'autopsie que quatre fois. Mais cette proportion doit être plus grande. On conçoit que plus d'un cas de cystite pseudo-membraneuse a dû être méconnu, justement à cause de l'absence de cette expulsion, de sorte qu'une statistique absolue ne saurait être établie.

L'une des plus graves est certainement l'*empoisonne-*
*ment général résultant de l'absorption au niveau de la*
*muqueuse vésicale des produits toxiques* existant dans
le réservoir urinaire. Rien d'étonnant à cela. Les parois
vésicales sont depuis lsngtemps atteintes de catarrhe.
Les lésions chroniques ont pu dans plusieurs endroits
entraîner unelégère desquamation de l'épithélium et par
conséquent donner lieu à des chances d'absorption plus
considérables. Les liquides contenus dans la vessie sont
éminemment toxiques, composés d'urine en fermentation
ammoniacale, des produits de sécrétion de nombreux
micro-organismes, en particulier du *bacterium coli*, des
plaques gangréneuses constituées par les fausses membranes en pleine putréfaction. Contre toutes ces attaques
l'organisme de son côté se défend mal. Ce sont habituellement de vieux urinaires affaiblis par des accès fébriles
urineux antérieurs, digérant mal, à langue sale. Il est
facile de comprendre combien rapidement les malades
peuvent être emportés. D'autant plus que ces malades
sont habituellement traités par deux moyens, nous verrons combien insuffisants : la sonde à demeure et les
cathétérismes répétés. La sonde fonctionne mal ; les produits toxiques sont évacués incomplètement au dehors ;
les fausses membranes un peu volumineuses ne peuvent
sortir de la vessie et macèrent sur place.

Des complications d'ordre local peuvent aussi surgir au
cours de la cystite pseudo-membraneuse. L'inflammation
vésicale peut gagner le tissu cellulaire environnant, produire de vastes phlegmons péri-vésicaux, souvent suivis,
malgré une intervention rapide, de terminaison fatale.

Une fausse membrane restée dans la vessie après la

guérison complète peut devenir le point de départ d'un calcul secondaire.

L'urine peut, après l'intervention, amener de la gangrène des lèvres de la plaie, de l'érythème au niveau de la peau. Mais ce sont là complications relativement peu malignes comparées au pronostic si grave de la cystite pseudo-membraneuse elle-même, et desquelles on aura facilement raison par une antisepsie énergique et répétée.

Une des raisons pour lesquelles nous avons insisté sur ces complications c'est l'idée générale qui se dégage de leur étude. Leur fréquence, leur intensité sont ou devront être beaucoup moins considérables dans le traitement précoce et large que nous préconisons ici que dans toutes les méthodes autrefois employées.

# CHAPITRE V



## MARCHE — DURÉE — TERMINAISONS — PRONOSTIC

---

I.   — **Marche :** Fréquence des rechutes, quelques cas de marche
régulière.

II.  — **Durée.**

III. — **Terminaisons :** Mort, cas de guérison, complications.

IV.  — **Pronostic :** Sa gravité, son amélioration par une intervention large et précoce.

Nous avons vu dans le chapitre précédent comment
débutait habituellement la cystite pseudo-membraneuse :
nous avons décrit la brusquerie du début presque toujours
accompagné de rétention et parfois d'hématurie pour
parvenir enfin à la période d'état caractérisée par tout le
cortège des phénomènes fonctionnels, physiques et généraux, tous ces symptômes évoluent simultanément, d'une
façon plus ou moins régulière suivant les cas et suivant
les cas aussi avec la prédominance de tel ou tel phénomène : douleur, rétention, septicémie urinaire, etc. Dans
certains cas, la marche va régulièrement croissant ; mais
le plus habituellement elle procède par poussées aiguës,
dont les intervalles laissent le malade en proie à sa

cystite chronique, jusqu'au moment d'une dernière
rechute, où le malade est emporté par les progrès de la
rétention et de l'infection urinaire qui en est la conséquence.

Cette fréquence des rechutes est très nette dans les
observations IV et VI. Trois rechutes dans le premier
cas, deux dans le second. Il est à remarquer que ces deux
cas ont guéri très facilement et avec le minimum de traitement : lavages boriqués dans l'observation VI, simples
bains froids dans l'observation IV. De sorte qu'on pourrait dire que la malignité de l'affection est en raison
inverse des rechutes.

. Il est bien difficile de donner une règle fixe au point de
vue de la durée de la cystite pseudo-membraneuse. La
première raison est que dans plus d'un cas il a été impossible d'en saisir le début, l'affection n'étant reconnue qu'à
l'autopsie ou bien à l'occasion de l'examen du malade,
pourtant déjà malade depuis longtemps. D'autre part, on
comprend parfaitement combien sur cette durée doivent
influer toutes les conditions individuelles : âge, tempé-
rament, fatigue, etc. Cependant, on peut dire que d'une
façon générale, en quelques semaines la maladie évolue
soit par la guérison soit par la mort. Dans les cas aban-
donnés à eux-même on remarque que la terminaison a été
rapide. La durée a varié entre quelques jours et quelques
semaines. Dans les cas traités et guéris elle a été à peu
près aussi courte. Enfin dans les cas à rechute, dont nous
avons parlé plus haut, la durée de chaque accès est aussi
de quelques semaines. Parmi toutes les observations
rapportées, une seule fait exception à cette évolution
rapide. C'est le cas de l'observation VII. Le malade entre

à l'hôpital le 24 septembre 1875, ét dès son entrée le
cathétérisme fait constater la présence de fausses membranes. Quoique le traitement se soit borné à l'administration de capsules de térébenthine, le malade ne succombe
que le 27 janvier 1877, c'est-à-dire après seize mois seulement de séjour à l'hôpital. Mais il semble alors que l'affection en devienne moins grave en elle-même, qu'elle soit
plus facilement curable, et que sa durée générale soit bien
prolongée. C'est du moins le cas de deux observations
rapportées ici.

Quoi qu'il en soit de la durée de la cystite pseudo-membraneuse, la terminaison est presque fatalement mortelle.
A part ceux où les malades ont été opérés, la plupart des
cas rapportés ici ont eu la mort comme fin. Avec un peu
de réflexion, on se rend parfaitement compte qu'il peut
rarement en être autrement. Les malades à qui on a affaire
sont habituellement des gens âgés, souffrant déjà depuis de
longues années de leur cystite et dont les voies digestives
sont altérées. L'épithélium de leur réservoir' urinaire,
détruit en certains points, permet la résorption d'urines
déjà toxiques. L'état général s'en ressent tout naturellement : face jaune paille. langue saburrale ou même rôtie.
Par moments ces malades sont pris de légers frissons
suivis d'une sensation de chaleur plus ou moins intense
et durant plusieurs heures. Ils sont de plus fortement
ébranlés par la crise aiguë de rétention qui accompagne
généralement le début de la cystite pseudo-membraneuse.
Des cathétérismes répétés à l'occasion de cette rétention
diminuent encore leurs forces, et, de plus, déterminent
des érosions au niveau de la muqueuse uréthrale, érosions
qui deviennent autant de portes d'entrée pour l'absorption

des produits toxiques qui peuplent la vessie. Nous avons vu tout à l'heure combien était considérable la toxicité de ces urines, qui provoquaient la nécrobiose presque instantanée des tissus avec lesquels elles étaient en contact. Bref ces malades affaiblis sont tout préparés pour une invasion infectieuse, contre laquelle ils ne pourront se défendre. Leurs forces diminuent à mesure que les fausses membranes se renouvelant sans cesse dans la vessie augmentent la virulence des urines. Ils n'ont aucune chance de salut et la seule terminaison possible pour eux est la mort.

Et nous n'avons pas parlé de complications graves qui peuvent se développer sous l'influence de ce séjour des membranes putréfiées dans la vessie. De petits abcès intra-vésicaux se forment parfois dans les tissus vésicaux; d'autres fois c'est une petite ulcération de cystite chronique préexistante qui gagne en étendue et en profondeur pouvant amener une rupture vésicale, à laquelle fait bientôt suite une péritonite suraiguë, dont la terminaison ne se devine que trop chez des malades pareillement affaiblis.

Cependant il ne faudrait pas croire que d'heureuses terminaisons de la cystite pseudo-membraneuse ne puissent exister, et on en a même signalé plusieurs cas. Mais même parmi ces derniers, quelques malades n'ont pas été suivis, et, comme nous le disions au début de ce chapitre, la cystite pseudo-membraneuse est sujette à rechutes. Des membranes demeurées dans la vessie peuvent se putréfier, être l'origine de nouvelles poussées et emporter tel malade qui a résisté à la première attaque.

Mais même dans les cas bénins le malade reste toujours soumis à des accidents consécutifs. Pour n'en pas citer d'autres, ne serait-ce que le cas où la fausse membrane devient le point de départ, le noyau d'un calcul, et dont parle M. le professeur Guyon dans ses leçons.

Le pronostic de la cystite pseudo-membraneuse est donc très grave, le plus souvent c'est la mort qui termine la scène et nous venons d'en donner les raisons. Cependant on doit se demander si ce pronostic ne pourrait pas être rendu meilleur par un traitement bien compris, plus rationnel, et c'est justement un point sur lequel nous devons insister et où nous reviendrons d'ailleurs, car c'est la base même de notre travail.

Jusqu'à ce jour, dans la cystite pseudo-membraneuse on s'est contenté de lavages intra-vésicaux à l'aide de solutions plus ou moins antiseptiques. Mais il reste avéré que certaines membranes sont trop volumineuses pour sortir par le canal ou à travers une sonde ; d'autre part l'expulsion de ces fausses membranes est le point capital du traitement. On ne saurait être d'un autre avis que M. Pinard. Pour lui « ce qui domine, c'est le fait du séjour ou de l'expulsion de la membrane ».

Or, une seule opération peut donner des résultats certains à ce sujet ; c'est la taille sus-pubienne. Nous rapportons ici deux cas de cystite pseudo-membraneuse traités de cette façon et suivis de guérison. Les malades, un surtout, étaient très bas et, on peut l'affirmer, ils n'ont dû leur salut qu'à une opération hâtive.

Il semble donc bien que la terminaison de la cystite pseudo-membraneuse ne doive pas être considérée comme aussi fatale qu'on le croyait autrefois. Mais, pour cela, nous le répétons, il faut une intervention large et hâtive, d'où la nécessité d'un diagnostic précoce.

Ce diagnostic peut-il être établi ? C'est ce que nous nous proposons d'étudier dans le chapitre suivant.

# CHAPITRE VI

## DIAGNOSTIC

---

I. — Il y a des fausses membranes dans les urines. Diagnostic avec cystite cantharidienne — cystite exfoliante — néphrite pseudo-membraneuse.

II. — Il n'y a pas de fausses membranes avec les urines, mais de l'obstruction fréquente des sondes. Diagnostic avec caillots sanguins - spasmes du col — calculs.

III. — Diagnostic des complications.

Le chapitre que nous avons maintenant à traiter est, avec le traitement, un des plus importants de ce travail. C'est en effet d'un diagnostic hâtif que dépendra le traitement, c'est-à-dire presque toujours la vie du malade. Nous aurons du reste l'occasion de revenir plus tard sur cette question.

Plusieurs cas peuvent se présenter.

D'abord le cas le plus simple et le plus net. On se trouve en présence d'un malade, d'un vieil urinaire, atteint de cystite antérieure qui, après une rétention aiguë et au milieu de symptômes généraux graves, rend par le canal de l'urèthre une ou plusieurs fausses membranes. Le diagnostic est facile. Éliminons tout d'abord le cas de la *cystite cantharidienne*, lorsqu'elle s'accompagne de l'expulsion de membranes.

Le diagnostic se fera par la marche rapide et bénigne de cette affection et surtout par l'étiologie : vésicatoire posé chez un malade prédisposé.

On ne peut plus alors se trouver qu'en présence de deux faits réclamant d'ailleurs le même traitement : l'*exsudation* ou l'*exfoliation*. L'examen macroscopique ne donne aucun élément de diagnostic. Le microscope, et le microscope seul peut trancher la question. Dans le premier cas on est en présence de membranes formées d'un réticulum fibrineux, contenant dans ses mailles des hématies et quelques globules blancs. Dans l'exfoliation au contraire on trouve de véritables membranes recouvertes d'un épithélium, formées de fibres élastiques et de fibres du tissu conjonctif. On le voit, grâce au secours du microscope, le diagnostic est rapidement et facilement établi. Mais il faut savoir aussi que dans quelques cas, à la vérité rares, on peut avoir affaire à des membranes représentant les deux variétés de cystite membraneuse. C'est un fait sur lequel Guyon a déjà depuis longtemps attiré l'attention : « Sous l'influence d'un même processus, dit-il, on peut observer les deux variétés de cystite membraneuse : l'exsudation et l'exfoliation (1). » Dans ce cas le microscope juge en dernier ressort et renseigne sur cette association.

Dans les trois cas précédents, le malade a uriné des fausses membranes qu'on a pu recueillir et soumettre à l'examen histologique. Mais tel n'est malheureusement

_______________

(1) Guyon, *Loco citato.*

pas toujours le cas. Il arrive qu'on ne découvre malgré
un examen attentif des urines pas la moindre apparence
de fausses membranes, et il faut chercher ailleurs des
éléments de diagnostic, avec d'autant plus de promptitude
et de sagacité, que ces cas risquent fort d'être méconnus
et de ne pas bénéficier du traitement approprié.

On peut par exemple se trouver en face d'un malade,
toujours d'un vieil urinaire, habituellement un prostatique souffrant depuis longtemps de cystite chronique et
présentant une crise aiguë de rétention. Comme on doit
le faire en pareil cas, on pratique le cathétérisme et
on laisse une sonde à demeure. Le premier fait qui attire
l'attention c'est l'*obstruction fréquente de cette sonde*. Si
cette obstruction s'accompagne de phénomènes généraux
graves, température élevée, frissons, torpeur et même
délire, on doit songer aussitôt à la présence de fausses
membranes dans la vessie.

A quoi pourrait-on penser en effet en pareille circonstance? A quelques *caillots sanguins* plus ou moins volumineux capables de coiffer le bec de la sonde, de s'introduire dans sa lumière, comme Civiale en a rapporté une
observation (1). Mais on n'a qu'à retirer la sonde ; il est
rare de ne pas entraîner en même temps le corps du délit
et de ne pas retrouver dans la lumière de l'instrument
quelques petits caillots. De plus, en pareil cas, on n'assis-
tera pas chez le malade à l'éclosion de symptômes aigus
graves. Naturellement on peut se trouver parfois en présence d'hématuries accompagnées de la présence de fausses
membranes dans l'intérieur de la vessie. On en a signalé

(1) CIVIALE, *Traité de l'affection calculeuse*, 1838.

quelques rares exemples. L'erreur alors ne saurait moins faire que d'être fréquente, car on attribuera aux caillots retirés avec la sonde la cause de l'obstruction. Cependant même en pareille circonstance le diagnostic pourra être établi par un esprit prévenu qui aura l'attention attirée du côté de la gravité que doit présenter l'état général, de l'odeur particulière des urines, de la macération rapide des sondes mises à demeure.

L'obstruction de la sonde peut encore, si on en a employé une trop molle, être causée par un *spasme du col*. Ce sera une erreur excessivement rare et d'ailleurs bien facile à éviter si l'on songe à pratiquer à nouveau le cathétérisme avec un cathéter rigide.

En présence de symptômes généraux graves accompagnés d'expulsion de fausses membranes et survenant après une crise de rétention chez un vieil urinaire, on pourrait encore songer à la *néphrite pseudo-membraneuse*. Mais dans ce dernier cas le siège de la douleur est différent, on le conçoit. C'est au niveau de la région lombaire surtout que le malade accusera des douleurs, et que celles-ci seront exaspérées par une pression forte. De plus les fausses membranes expulsées seront très petites, allongées, comme moulées par leur passage à travers les uretères. Mais il peut se faire aussi que l'on soit en présence d'une néphrite pseudo-membraneuse accompagnant une cystite de même nature. En pareille circonstance, il faut bien l'avouer, il est difficile de porter un diagnostic précis et la néphrite sera ordinairement méconnue.

Songer à des *calculs* bouchant la sonde, et causant une obstruction temporaire, c'est déjà faire le diagnostic, car le plus souvent le malade donnera lui-même des renseignements susceptibles de mettre sur la voie du diagnostic.

En résumé, c'est surtout sur les symptômes capitaux de la cystite pseudo-membraneuse qu'il faudra se baser pour établir le diagnostic hâtif si nécessaire. Nous ne parlons, bien entendu, que des cas où les fausses membranes manquent dans l'urine. On devra apporter la plus grande attention à l'intensité des symptômes généraux, à l'odeur de macération anatomique des urines, à l'obstruction répétée de la sonde et à sa macération rapide après un court séjour dans la vessie.

Les *complications* seront facilement reconnues. Un redoublement de symptômes généraux après une accalmie de quelques jours fera immédiatement songer à un drainage défectueux de la vessie et à la formation de nouvelles membranes.

Cette même recrudescence de phénomènes généraux pourra être l'indice de phlegmons ou d'abcès ayant pris naissance par voisinage dans le tissu cellulaire péri-vésical.

# CHAPITRE VII

## TRAITEMENT

———



Nous devons tout d'abord nous demander s'il existe un traitement préventif de la cystite pseudo-membraneuse et en quoi consiste ce traitement.

C'est le traitement de la cystite antérieure. Comme nous l'avons vu il existe toujours à l'origine de la cystite pseudo-membraneuse un catarrhe vésical, soit aigu soit chronique, et c'est au cours de ce catarrhe, à l'occasion d'une des causes déterminantes, rétention, traumatisme, qu'apparaissent dans l'urine les fausses membranes. C'est au traitement de cette cystite que l'on devra apporter tous ses soins. Le malade prendra toutes les précautions antiseptiques de rigueur en pareil cas. A l'intérieur les antiseptiques comme le salol, les balsamiques comme la térébenthine seront d'un grand secours. Mais que chez un de ces malades une rétention aiguë se déclare, il faudra alors redoubler de précautions essayer de donner aussi promptement que possible issue à l'urine contenue dans la vessie. Le cathétérisme devra être fait avec la plus extrême douceur, de façon à éviter tout traumatisme vésical qui à lui seul pourrait donner naissance, au point ulcéré, à une pseudo-membrane, cause de beaucoup d'autres. Quelques lavages vésicaux dès que le canal de l'urèthre sera perméable, en permettant de modifier l'état des urines, pourront maintes fois, lors d'une rétention au cours d'une cystite chronique, prévenir le développement des fausses membranes.

En résumé, le traitement préventif consistera à traiter avec soin toute cystite, et surtout à redoubler de précautions, à pratiquer d'abondants lavages antiseptiques si une rétention aiguë se produit au cours d'une cystite chronique.

Arrivons maintenant au traitement curatif de la cystite pseudo-membraneuse.

Le diagnostic a été fait, soit que de fausses membranes expulsées du réservoir urinaire aient été reconnues à l'œil nu ou au microscope, soit que, sans expulsion de membranes, on soit arrivé à faire le diagnostic en se basant sur les symptômes capitaux de l'affection, comme nous l'avons vu au chapitre précédent. Il n'y a qu'une chose à faire : il faut expulser les fausses membranes. Guyon le dit : « Il faut à tout prix débarrasser la vessie, c'est la condition première et indispensable de la guérison, » et il ajoute avec M. Pinard : « Je pense que ce qui domine, c'est le fait du séjour ou de l'expulsion de la membrane (1). »

(1) Guyon, *Loco citato*.

Voyons à quelles manœuvres nous pouvons avoir recours.

D'abord la sonde à demeure. Est-elle d'un secours efficace dans la cystite pseudo-membraneuse ? Toutes les observations là-dessus sont concordantes. Les membranes qui flottent dans la vessie se glissent dans l'œil de la sonde, ou bien coiffent le bec de celle ci comme d'un capuchon, et l'urine ne pouvant s'écouler la rétention devient continue. D'ailleurs cette obstruction continuelle de la sonde est même un élément précieux de diagnostic, sur lequel nous avons fortement insisté au cours de ce travail. On ne saurait donc avoir recours à ce mode de traitement.

Que dire du cathétérisme répété? M. le professeur Guyon le prescrit, au moins dans les cas en apparence bénins. Dans ses leçons cliniques on trouve même une observation rapportée dans notre travail (1) où par des cathétérismes répétés accompagnés de lavages fréquents. jusqu'à vingt par jour, il réussit à sauver un malade dont l'état était alarmant. Girard, dix ans plus tôt, mettait ce moyen au rang des. meilleurs pour arriver à la guérison de la cystite pseudo-membraneuse. Naturellement dans les cas où des membranes de petites dimensions existent seules dans le réservoir urinaire leur expulsion est possible à travers une sonde. Chaque lavage vésical en entraînera quelques-unes et, en répétant ces lavages un nombre de fois considérable, on pourra arriver à débarrasser complètement la vessie. Mais que l'on ait affaire à des fausses membranes de dimensions un peu

(1) Obs. VIII.

étendues, il leur sera impossible de s'engager dans l'œil
de la sonde. Les lavages répétés sont totalement inutiles.
Les fausses membranes restent dans la vessie et par leur
putréfaction seront l'origine des accidents les plus graves.
Si l'on songe en outre que la cystite pseudo-membraneuse
se produit chez de vieux urinaires, des prostatiques de
préférence, et qu'en pareil cas il est difficile d'introduire
des sondes d'un calibre un peu fort, on comprendra
facilement que des membranes même de petites dimensions ne pourront jamais, à cause de la petitesse de la
sonde, s'engager dans son conduit et être expulsées au
dehors. Malgré tout, le cathétérisme répété a pu donner
un certain nombre de guérisons. Nous en avons tout à
l'heure rappelé un exemple, à l'honneur de M. le
professeur Guyon. Mais qu'on parcoure la série des
observations et on verra que très souvent la mort a été
la conséquence de la cystite pseudo-membraneuse. C'est
que le cathétérisme, tout en permettant l'évacuation
d'un certain nombre de membranes dont la disparition
diminue d'autant, il est vrai, la quantité de matières
septiques contenues dans la vessie, ne peut être une
méthode sûre parce que toujours des membranes sont
susceptibles de séjourner dans la vessie, d'où par leur
putréfaction elles donnent lieu à des produits septiques
capables d'empoisonner rapidement l'organisme.

On pourrait en dire autant du *cysto-drainage*, comme
le pratique M. le professeur agrégé Rochet. Il permet
l'introduction d'un drain volumineux dans la vessie,
beaucoup plus considérable en diamètre que les sondes
introduites on pareil cas par le canal de l'urèthre. En
outre il a sur le cathétérisme répété l'immense avantage

de mettre au repos le réservoir urinaire. Les douleurs de ce fait deviennent moins vives, ce qui permet aux forces du malade de se maintenir plus longtemps. M. le professeur agrégé Rochet ne l'a jamais employé qu'une fois dans le cas de cystite pseudo-membraneuse et sans résultat. Dans le cas que nous rapportons ici (1) on songea à l'utiliser, mais la chute du drain dans la vessie, par suite d'une fausse manœuvre, fut cause qu'on dut pratiquer une incision pour le retirer. Malgré tout, il ne peut pas rendre de grands services en pareil cas. Car s'il permet l'évacuation de membranes plus volumineuses que ne le fait le cathétérisme répété, il ne pourrait quand même livrer passage à toutes les fausses membranes. Celles qui sont de dimensions un peu volumineuses ne pourraient jamais en effet, au point de vue uniquement mécanique, passer par le drain. Dans quelques cas, à la vérité, la guérison pourrait être rapidement obtenue, mais on ne saurait en faire non plus une méthode sûre ; on conserverait toujours des doutes sur la persistance possible de fausses membranes dans la vessie.

D'ailleurs M. le professeur agrégé Rochet, dans un article récent. a lui-même montré les inconvénients du cysto-drainage dans la cystite pseudo-membraneuse (2):

« Le cysto-drainage, dit-il, est en outre insuffisant dans certaines circonstances à assurer le libre fonctionnement du liquide urinaire, et il ne faut pas croire qu'avec un gros tube, du calibre d'un gros porte-plume environ, ce drain ne puisse se boucher soit par le

_________________

(1) Obs. XI.

(2) *Annales des maladies des organes génito-urinaires*, n° 1, janvier 1898. Traitement chirurgical des prostatiques rétentionnistes, par V. Rochet.

pus glaireux des mêmes catarrhes vésicaux, soit par des concrétions phosphatiques.

« Ce drain, outre l'inconvénient précédemment signalé, a donc encore celui de ne pas répondre absolument à son but d'évacuation régulière. C'est ce qui nous est arrivé notamment dans un cas de cystite pseudo-membraneuse chez un vieux prostatique...

« La ponction une fois faite avec notre trocart, et le drain une fois introduit, nous fûmes tout surpris de ne rien voir sortir ; des injections faites dans le drain le débarrassaient momentanément ; puis de nouveau il s'obstruait. Nous fîmes de suite la taille haute et nous trouvâmes une vessie remplie de pseudo-membranes épaisses...

« Dans les cas comme ceux que nous venons de rapporter de cystite glaireuse ou à concrétions phosphatiques, ou *a fortiori* à pseudo-membranes, le cysto-drainage ne peut pas être mis en parallèle avec la cystotomie et cette dernière reste la vraie méthode d'évacuation. »

C'est surtout à l'occasion d'une rétention aiguë, au cours d'une cystite chronique, comme traitement préventif, que son indication doit trouver place. Dans ce cas en effet le cysto-drainage mettra fin séance tenante à la rétention. Il permettra d'irriguer largement la vessie, sans lui faire courir les risques de ces traumatismes minimes mais répétés qu'entraîne forcément tout cathétérisme. Retenons donc que dans tous les cas il peut être d'un grand secours comme traitement préventif mais non curatif de la cystite pseudo-membraneuse.

Lorsque nous aurons dit un mot des substances employées pour les lavages vésicaux, nous en aurons terminé avec les moyens autrefois dirigés contre la cystite pseudo-membraneuse. M. le professeur Guyon a eu, dans presque tous les cas, l'idée d'essayer les lavages avec des solutions de nitrate d'argent au titre de 1/500. Dans plus d'un cas elles n'ont pas été tolérées par le malade. Dans les autres cas le résultat a été nul. Il a fallu se contenter de solutions simplement antiseptiques, et il semble que l'on aurait dû y songer plus tôt, car c'est la médication essentielle contre la putréfaction des fausses membranes. Nous y reviendrons dans un instant. C'est l'acide borique qu'on a surtout employé. Dans un cas on signale l'usage d'acide salicylique. Les résultats ont été aussi satisfaisants qu'ils pouvaient l'être avec l'insuffisance des sondes à demeure et des catéthérismes répétés.

En définitive, ni les cathétérismes répétés, ni les sondes à demeure, ni le cysto-drainage ne nous paraissent le traitement de choix, même suivis de lavages antiseptiques fréquents. Assurément tous les modes de traitement précédents ont pu dans certains cas particuliers, et il y a plusieurs observations concluantes dans ce sens, rendre d'importants services, conduire même à la guérison; bien compris, ils peuvent encore être d'un certain secours pour le diagnostic, témoin l'obstruction fréquente des sondes à demeure, sur laquelle nous avons longuement insisté, mais, nous le répétons, il est impossible de les considérer comme des procédés applicables à tous les cas. Quel sera donc le procédé de choix dans le traitement de la cystite pseudo-membraneuse?

Si nous consultons les observations, nous remarquons aisément que, dans le cas de cystite pseudo-membraneuse, nous sommes en présence de malades vieux, artério-scléreux, affaiblis déjà par leur cystite antérieure, en proie à des accès fébriles répétés du fait de l'infiltration d'urine si fréquente, abattus encore par les douleurs récentes de la rétention aiguë : bref des malades en plein état de misère physiologique et qui se défendent mal. D'autre part, nous avons affaire à une vessie à parois altérées, c'est-à-dire particulièrement disposée pour l'absorption, remplie de liquide très fétide et d'une septicité extraordinaire ; les accidents généraux et locaux le démontrent surabondamment. Donc, d'un côté, mauvaise défense ; de l'autre, attaque vigoureuse.

En pareil cas, on comprend la nécessité d'un traitement qui devra être : 1° hâtif ; 2° suffisant.

Hâtif, nous venons d'exposer pourquoi. Il n'y a pas de temps à perdre devant ces malades affaiblis : il faut craindre à chaque instant de les voir emportés par un accident suraigu ou par la pyohémie.

Suffisant, et comment ? Il faut considérer dans la cystite pseudo-membraneuse la vessie comme un vaste abcès chaud. Rien ne manque en effet de ce qui constitue une poche purulente typique. Les parois anfractueuses de la vessie à colonne qui produisent les fausses membranes rappellent de très près les anfractuosités du tissu cellulaire envahi par l'inflammation ; le pus est ici constitué par les fausses membranes elles-mêmes et l'urine dans laquelle elles flottent ; la présence des nombreux microbes, la septicité de cette urine en sont une nouvelle preuve. Jusqu'à l'état général grave, la température élevée indiquant une infection profonde qu'on peut rapprocher des symptômes généraux des phlegmons.

L'indication est alors bien nette. Il faut ouvrir cet abcès, évacuer son contenu. empêcher l'absorption des matières septiques, détruire les fausses membranes qui pourraient macérer, arrêter la production de nouvelles. Un seul traitement peut à la fois remplir toutes ces indications, c'est la *taille sus-pubienne.*

L'incision sera large, ce qui permettra d'évacuer la totalité du pus, laissée largement ouverte pour faciliter les lavages abondants et assurer leur renouvellement. On enlèvera les fausses membranes, on les détachera au besoin avec les doigts et les pinces. On placera deux gros drains en canon de fusil pour permettre l'écoulement continu de l'urine qui se fera soit dans un pansement d'ouate hydrophile, soit dans un vase par un tuyau de caoutchouc faisant siphon.

On évitera avec soin toute suture serrée.

(Dans notre cas, il y a eu un commencement d'infiltration rapidement grave due ici à la toxicité de l'urine.)

Les pansements seront fréquents, les lavages abondants et exécutés avec des solutions antiseptiques. Le choix de ces antiseptiques est un peu secondaire. Ce qui importe, c'est l'évacuation et la perméabilité large de la poche purulente. Les solutions d'acide borique à 40/1000 sont largement suffisantes. L'eau simplement bouillie, à condition d'être abondante, suffirait même au besoin en l'absence de toute solution antiseptique. Ne pas oublier de saupoudrer les bords de la plaie opératoire avec des poudres absorbantes et antiseptiques, pour éviter l'action si rapidement gangréneuse des urines, comme cela est arrivé dans un cas (1).

(1) Obs. XI.

A. GROUSSET.                                                        10

On comprend très bien quelle doit être l'efficacité du traitement en pareille circonstance. Qu'il nous suffise de citer les cas qui font l'objet des observations IX, XI et XII, les seuls qui aient été opérés, où *l'état général était très grave.* De ces malades deux ont guéri, l'autre a été considérablement amélioré (1). Que serait-il advenu sans ce traitement ? La terminaison fatale de la majorité des autres cas ne le laisse que trop à prévoir.

La taille sus-pubienne a encore l'avantage d'éviter les complications secondaires. Chez les malades guéris par les cathétérismes fréquents, ou les sondes à demeure, on ne peut jamais être sûr d'avoir enlevé la totalité des membranes. Quelques fragments de celles-ci peuvent être demeurés dans la vessie et devenir le point de départ de calculs secondaires. L'intervention large parera à ces éventualités.

Mais l'intervention ne doit pas se contenter d'être large, elle doit être hâtive. Il importe essentiellement de prévenir la pyohémie possible, et ne pas attendre que le malade soit tombé dans un état trop alarmant. C'est sur quoi jusqu'ici les différents auteurs n'avaient pas assez insisté, on n'opérait que la main forcée, quand on avait l'idée d'opérer. « Je n'ai pas eu l'occasion, dit Guyon (2), de recourir à la cystostomie, mais le cas échéant je serais prêt à le faire. Je ne me ferais pourtant pas beaucoup d'illusions sur les chances de succès que me donnerait une intervention tentée au milieu d'un état général et

---

(1) C'est le cas rapporté par le professeur Guyon. Il pratiqua la taille vésico-vaginale. La malade mourut quelque temps après de phénomènes rénaux.

(2) Guyon, *Loco cit.*

local aussi grave. » Et cette année même, un de ses élèves, Desnos (1), parlant de la gravité de la situation dans la cystite pseudo-membraneuse s'exprime ainsi : « en pareil cas, devant une issue nécessairement fatale et lorsque le cathétérisme et les lavages sont devenus infructueux, on est entraîné à pratiquer une cystostomie bien qu'une opération dans de telles conditions ne doive laisser qu'un bien faible espoir. »

Mais c'est justement devant cette issue fatale et devant l'insuffisance reconnue de presque tous les moyens thérapeutiques employés jusqu'ici qu'on doit recourir à l'intervention précoce que nous proposons. Il faut donc une intervention hâtive, nous ne saurions trop le répéter. L'opération proposée est, au point de vue de la vie, peu dangereuse. Dans tous les cas elle permettra de sauver un malade voué presque fatalement à la mort.

Enfin il faut opérer tous les cas dès le diagnostic fait, même les plus bénins en apparence, surtout quand il n'existe pas encore de phénomènes d'infection générale. Attendre, temporiser, serait amoindrir sans cesse les chances de guérison.

Un dernier mot reste à dire sur les soins consécutifs. Nous n'avons pas parlé jusqu'ici du traitement de la cause initiale productrice de la cystite préexistante banale : rétrécissements, calculs, hypertrophie de la prostate, etc., car l'infection est là menaçante et il faut courir au plus pressé. Mais il est évident, dès le gros du danger passé, que le traitement s'appliquera à détruire ces obstacles ou ces causes d'irritation vésicale. Il faudra remettre dans

________________________________________

(1) DESNOS, *Traité élémentaire des voies urinaires*, 1898.

le meilleur état possible les voies urinaires. Les calculs, par l'intervention même, seront extraits; les rétrécissements seront traités par l'intervention convenable, et avec d'autant plus de facilité que l'urèthre sera en état de repos.

Enfin pour l'hypertrophie de la prostate, la taille suspubienne aura été encore la méthode de choix, puisqu'elle aura créé une nouvelle voie d'excrétion de l'urine, évitant par là les plus grandes chances de rechute.

Mais dans aucun cas, on ne devra laisser fermer de bonne heure la plaie opératoire. Il convient au contraire de surveiller longuement, plusieurs mois au besoin, les caractères des urines. Il faudra attendre la cessation depuis longtemps de tout symptôme général, la réapparition de la limpidité des urines, la disparition complète de toute trace de fausse membrane, et encore devra-t-on être très circonspect, de peur d'une recrudescence possible.

La méthode opératoire que nous venons d'exposer est celle qui a été suivie dans le cas qui fait l'objet de l'observation XI. Il suffit de la lire pour constater la rapidité de l'amélioration. Cinq jours après l'intervention, les urines étaient devenues neutres, c'est-à-dire non purulentes, dix jours après elles étaient acides, normales, et au bout de huit jours la température tombait à la normale. Le malade est sorti complètement guéri de l'hôpital, dans un état général excellent. C'était un prostatique, il a dû garder son urèthre sus-pubien.

Pour résumer tout ce chapitre du traitement nous dirons : après un diagnostic aussi hâtif que possible, ouvrir la vessie; ne pas attendre que la putréfaction des

membranes, source d'infection de plus en plus considérable ne soit un fait accompli, et aussi avant que les
forces du malade n'aient complètement faibli, telle doit
être la ligne de conduite à suivre. C'est à cette condition
seulement, intervention large et précoce, qu'on obtiendra
de cette méthode tous les bénéfices qu'on est en droit
d'en attendre.

# OBSERVATIONS

---

⸱ Observation I

Recueillie dans le service du D<sup>r</sup> Guyon à l'hôpital Necker, par
M. Reverdin, interne du service. — Publiée par Girard, thèse
de Paris, 1877.

Le 1<sup>er</sup> mars 1869 est entré à l'hôpital Necker, dans le service
de M. Guyon, salle Saint-Vincent, lit n° 9, le nommé R...
Florent, âgé de quatre-vingts ans, charron. Ce malade, envoyé
par le bureau central, ne répond à aucune des questions qui
lui sont posées. Son observation est donc incomplète par suite
de l'insuffisance des renseignements qu'il peut donner sur ses
antécédents. Il reste dans son lit, couché sur le côté droit, les
cuisses et les jambes fléchies. Il présente un peu d'infiltration
du fourreau de la verge, du prépuce et d'énormes escarres sur
le trochanter de la région fessière correspondante.

Il entre à l'hôpital pour une incontinence d'urine. Il est
hémiplégique et il est très difficile de l'examiner convena-
blement. Il meurt le 10 mars.

*Autopsie faite le 12 mars.* — On constate ce qui suit : les
poumons sont sains ; le cœur présente une ossification très
nette des valvules de l'aorte qui est dans toute son étendue
parsemée de plaques d'adhérence. Les artères et la base du
cerveau sont également athéromateuses ; l'artère sylvienne
droite est obstruée à l'entrée de la scissure de Sylvius par un

petit bouchon jaunâtre. On voit un petit foyer de ramollissement blanc sur la couche optique droite et sur la voûte à trois piliers du même côté. Le foie et la rate sont sains. Les reins présentent à leur surface et dans leur profondeur un grand nombre de kystes à contenu transparent variant du volume d'une tête d'épingle à celui d'une petite noix. On détache facilement la capsule des reins sans rompre les kystes superficiels. Les uretères sont sains. La vessie est très volumineuse; ses parois sont peu épaisses, mollasses. Elle se rompt à sa face antérieure pendant qu'on l'enlève, et il s'écoule un liquide rouge sale, épais. On voit de nombreuses colonnes, surtout à la face postérieure et au bas-fond. Entre ces colonnes se trouvent de nombreuses loges; à la partie supérieure, entre deux colonnes, on trouve une dépression assez profonde; la paroi qui en forme le fond est ramollie, jaunâtre, réduite en une sorte de bouillie; le péritoine paraît seul avoir résisté. C'est entre deux colonnes que s'est faite la perforation indiquée plus haut. La muqueuse vésicale est recouverte dans presque toute son étendue et jusqu'au col de plaques pseudo-membraneuses, jaunâtres, molles. Le contenu de la vessie est un liquide épais, rouge sale. La prostate est hypertrophiée dans ses deux lobes. Le lobe gauche est plus saillant que le droit, soit du côté du rectum, soit du côté de l'urèthre. Les vésicules séminales s'isolent et se dissèquent facilement. L'urèthre est sain.

### Observation II

(Recueillie dans le service du D<sup>r</sup> Guyon à l'hôpital Necker,
publiée par Girard, thèse de Paris, 1877)

Le 15 janvier 1875 est entré à l'hôpital Necker, dans le service de M. Guyon, salle Saint-Vincent, le nommé F..., Alphonse, âgé de quarante-six ans, marchand de vins. Cet homme, d'une constitution moyenne, se plaint de vives douleurs en urinant depuis un an. Il a contracté une blennorhagie il y a une quinzaine d'années et d'après ce qu'il dit avoir éprouvé, il y a environ huit ans, il y a tout lieu de croire qu'il a eu une cystite pour laquelle on lui a fait prendre du bi-carbonate de soude. Depuis cette époque, il n'a pas éprouvé de troubles bien notables du côté des voies urinaires. Il lui est cependant arrivé de rendre quelquefois de petits graviers.

Le lendemain de son entrée à l'hôpital, on ne constate ni fièvre, ni tremblement; la langue est un peu sèche, le pouls normal, la miction parfois douloureuse au début. L'exploration du canal de l'urèthre montre une fosse naviculaire assez étroite; de plus, l'explorateur n° 13 est arrêté au-devant de l'anus; l'urèthre paraît rempli de matières calcaires. On essaie de franchir l'obstacle avec l'explorateur n° 10; on réussit, mais cet explorateur est de nouveau arrêté dans la prostate, très probablement par des graviers engagés dans la portion prostatique. Par le toucher rectal on constate que la prostate est dure, bosselée en particulier du côté droit. Les bosselures semblent surtout occuper la portion profonde de l'urèthre qui semble distendu. Le bas fond vésical est très dur. Le jet d'urine est d'une grosseur moyenne. Les épididymes ne présentent rien d'anormal. Les poumons sont sains.

Le 17 on introduit une bougie n° 9 qui pénètre dans la vessie sans trop de difficultés.

19 janvier. — Depuis le jour de son entrée, les urines laissent déposer une grande quantité de phosphates. Le malade a de l'incontinence d'urine et se plaint de ne pouvoir dormir.

21 janvier. — Les urines contiennent du sang et beaucoup de phosphates ammoniacaux-magnésiens. L'explorateur à boule de métal introduit dans la vessie ne fait pas sentir de pierre.

23 janvier. — Le malade éprouve de la douleur en urinant. Il a un peu de fièvre qui continue à se montrer les jours suivants. Il n'a pas de frisson, mais il est très prostré et se plaint de malaise général.

30 janvier. — Son état général semble s'améliorer un peu et se maintenir bon pendant les jours suivants. Les urines deviennent plus claires.

A. GROUSSET.                                              11

5 février. — Le malade urine moins souvent; on lui passe une sonde de caoutchouc et on ramène en la retirant une fausse membrane qui tapissait le canal de l'urèthre. On passe une nouvelle sonde qu'on laisse à demeure.

8 février. — Depuis deux jours le malade exhale une odeur très forte de macération anatomique provenant des fausses membranes contenues dans la vessie. Son état général est mauvais; il y a prostration extrême, abattement complet, carphologie, etc.

Le malade meurt dans la nuit. Le résultat de l'autopsie, si elle a été faite, est resté malheureusement inconnu.

OBSERVATION III

(Recueillie dans le service du D<sup>r</sup> Guyon à l'hôpital Necker, par M. Kirmisson, interne du service. — Publiée par Girard, Thèse de Paris, 1877.)

Le 30 mars 1875, est entré dans le service du D<sup>r</sup> Guyon, salle Saint-Vincent, lit n° 5, le nommé C... Guillaume, âgé de cinquante-cinq ans, charretier.

Deux mois avant son entrée à l'hôpital Necker, ce malade s'était présenté à la consultation une première fois, se plaignant de fréquents besoins d'uriner et de douleurs pendant la miction. On pratiqua alors l'exploration de l'urèthre et on ne trouva pas de rétrécissement. La prostate n'était pas développée, mais le bas-fond vésical faisait du côté du rectum une saillie indiquant que le malade ne vidait pas sa vessie complètement. Malgré les représentations qu'on lui fit, le malade refusa d'entrer à l'hôpital. Il dut y revenir le 30 mars. Cette fois encore on put constater que le canal était libre. Un explorateur à boule pénétrait facilement dans la vessie. Le malade, éprouvant alors des douleurs beaucoup plus vives, consentit à entrer dans le service.

31 mars. — Le lendemain de l'entrée du malade, M. Guyon

tente de passer un explorateur, mais celui-ci qui, la veille, avait pénétré facilement dans la vessie est arrêté aujourd'hui dans la région prostatique et ramène du muco-pus. La sonde à béquille est arrêtée comme l'explorateur ; une sonde en gomme pourvue d'un mandrin répondant au n° 4 des courbures de Gely (courbure comprenant le tiers d'une circonférence de 0ᵐ13 de diamètre) passe et fait écouler quelques gouttes d'une urine alcaline, d'une odeur fétide tout à fait comparable à l'odeur de macération anatomique. La vessie se vide goutte à goutte, mais à chaque instant les yeux de la sonde sont oblitérés par des grumeaux compacts, et on ne parvient à les déboucher qu'à l'aide d'injections poussées avec force. L'urine contient une grande quantité de ces mêmes dépôts flottants, rappelant tout à fait, par leur aspect, les fausses membranes diphtéritiques.

Les renseignements fournis par le malade sont très incertains. Il semble en résulter qu'il urine la nuit involontairement dans le lit et qu'il éprouve de violentes douleurs en urinant. Le toucher rectal permet de constater que la vessie est tendue, la prostate peu développée, un peu moins souple qu'à l'état normal, surtout du côté droit. Les urines rendues par le malade sont troubles, d'aspect sale, renfermant un dépôt phosphatique dont la hauteur dans le verre mesure deux travers de doigt. Elles répandent une odeur fétide semblable à celle des urines retirées avec la sonde.

1ᵉʳ avril. — Comme il est évident que le malade ne vide pas sa vessie, on introduit de nouveau la sonde à grande courbure, mais comme la veille elle ne tarde pas à être oblitérée par les dépôts floconneux et l'écoulement de l'urine ne peut se faire qu'à l'aide d'injections réitérées d'eau dans la sonde. L'analyse des dépôts d'urine et l'examen des fausses membranes montrent qu'elles sont composées uniquement de fibrine à l'état granuleux, renfermant dans son épaisseur de gros cristaux de phosphate ammoniaco-magnésien.

2 avril. — On essaie de nouveau le cathétérisme, mais on ne parvient à passer aucune sonde. Elles sont toutes arrêtées dans

la portion prostatique. Du reste, le cathétérisme des jours précédents n'a guère soulagé le malade que pendant une demi-heure, et la circonstance que la sonde se bouche immédiatement a fait abandonner l'idée de placer une sonde à demeure. Le canal est rempli de dépôts analogues à ceux qui ont été déjà signalés. Toutes les sondes en sont chargées. L'état général s'aggrave. La langue est sèche, le malade souffre beaucoup ; il urine cinq ou six fois par heure.

5 avril. — L'état reste le même, la miction est toujours très douloureuse, le malade urine à chaque instant en faisant de violents efforts qui amènent l'évacuation des matières fécales et l'issue d'un sang noir provenant de tumeurs hémorrhoïdales. La pression de l'hypogastre est très douloureuse. Le toucher rectal ne montre que la saillie formée par la vessie dont la distension est beaucoup plus appréciable par le toucher rectal que par l'hypogastre.

6-7 avril. — L'état du malade va chaque jour s'aggravant ; sa langue est très sèche ; il a de la prostration, un amaigrissement très marqué, de la diarrhée; il fait des efforts incessants pour uriner. On tente le cathétérisme avec une bougie armée pour passer ensuite une sonde sur conducteur, mais sans pouvoir y parvenir.

9 avril. — Le ventre est douloureux à la pression ; la percussion permet de constater que la vessie remonte à quatre travers de doigt environ au-dessus de l'ombilic. Il sort toujours par le canal une foule des dépôts floconneux déjà signalés ; l'urine est toujours ammoniacale, répandant l'odeur de macération anatomique.

12 avril. — Le malade n'a pas uriné depuis hier. La vessie très distendue remonte à deux travers de doigt au-dessus de l'ombilic. Le malade souffre beaucoup. On parvient à passer une bougie armée et une sonde à bout coupé sur conducteur, mais la sonde se bouche immédiatement. Les injections poussées par la sonde ne ressortant pas, il faut l'enlever ; le malade est mis dans un bain. A la sortie du bain, on peut de nouveau

passer une sonde à grande courbure (4 de Gély), mais elle se bouche comme la première. On introduit alors dans la sonde une petite bougie n° 2 et on l'y fixe. L'urine filtre goutte à goutte le long de la bougie, et une assez grande quantité d'urine est ainsi évacuée. Cette urine est d'une fétidité repoussante.

15 avril. — Le malade est agonisant, il a du hoquet, des vomissements d'une fétidité extrême. Mort à 5 heures du soir.

*Autopsie.* — 17 avril. — Rien à noter du côté des poumons, sauf des adhérences pleurales, surtout marquées à droite. Le cœur est volumineux, mais le muscle cardiaque a une coloration normale. L'aorte est athéromateuse, les valvules sont saines. Rien du côté du foie, ni de la rate. Dans le péritoine on trouve un liquide brunâtre dans les parties déclives, des fausses membranes nombreuses entre les anses intestinales et à la surface externe de la vessie, tant à la région antérieure qu'à la région postérieure. La vessie forme à la région hypogastrique une saillie volumineuse : ses parois mesurent une épaisseur de 1 centimètre environ. On constate par places une infiltration purulente au-dessous du péritoine tapissant la face antérieure et les faces latérales de l'organe. L'urèthre, dans tout son trajet, est sain ; mais sur la partie latérale droite de la portion prostatique, on aperçoit l'orifice évasé de l'un des conduits prostatiques, d'où suinte un liquide puriforme. Cet orifice, incisé sur la sonde cannelée, conduit à une sorte de cavité formée par le conduit dilaté sur tout son parcours. La prostate n'est pas volumineuse. Les vésicules séminales et les canaux déférents n'offrent rien de particulier à noter, sauf l'épaississement considérable du tissu cellulaire qui les enveloppe.

Il existe aussi un épaississement très marqué du tissu cellulaire au niveau du bas-fond vésical, englobant les canaux déférents, les uretères, les artères ombilicales, etc. L'urèthre ouvert et examiné sur sa surface interne présente, au niveau du col vésical, une saillie marquée, et, en avant de cette saillie, une dépression dans laquelle venait buter le bec de la sonde. La muqueuse, au niveau du col, est recouverte par une membrane mince qui en circonscrit tout l'orifice, et remonte sur les parties latérales d'une hauteur plus grande sur le trigone et le bas-fond. La muqueuse est partout continue, mais sur les parties latérales et au niveau du sommet de la vessie, elle offre des pertes de substance considérables décrivant des lignes sinueuses, irrégulières, larges, qui séparent des îlots de muqueuse dont les bords sont décollés sur une grande étendue. Çà et là des lambeaux de fausses membranes qui tapissent encore la muqueuse vésicale. C'est sur la partie latérale gauche de la vessie que les pertes de substance sont les plus marquées. Dans ces points on voit à nu la couche celluleuse, les vaisseaux qui rampent dans son intérieur, et, par transparence, les faisceaux de la couche musculaire qui sont considérablement hypertrophiés. Là où la muqueuse existe encore, elle présente aussi les reliefs très marqués de la couche musculaire, lui donnant l'aspect d'une vessie à colonnes. Les orifices des uretères sont très élargis, et tapissés dans tout leur pourtour par une fausse membrane qui se prolonge dans l'uretère du côté gauche. Les uretères sont dilatés dans toute leur longueur, mais le droit a ses parois minces et ne renferme pas de pseudo-membranes, tandis que, à gauche, les parois très hypertro-phiées mesurent 2 à 3 millimètres d'épaisseur et sont tapissées à leur intérieur par une fausse membrane ; les bassinets et les calices sont également dilatés : à droite, parois minces, pas de fausses membranes ; à gauche, parois très épaisses, fausses membranes volumineuses.

A la partie supérieure du rein gauche existe une dilatation énorme d'un des calices, formant une cavité tapissée d'une vaste fausse membrane. Le rein gauche est très gros, bosselé à l'extérieur ; à droite, au contraire, le rein est petit, atrophié, les pyramides de Malpighi y sont réduites à l'état de cavernes remplies de pus. Les enveloppes celluleuses des reins sont très épaisses. Tous les ganglions pelviens et les ganglions lombaires sont hypertrophiés.

### Observation IV

(Recueillie dans le service du docteur Guyon. — Publiée par
Girard, Thèse de Paris 1877.)

Le 20 mai 1876 est entré dans le service de M. Guyon, salle
Saint-Vincent, lit n° 12, le nommé Auguste B..., âgé de
cinquante-huit ans, architecte. Cet homme jouit d'une certaine
aisance et a une hygiène assez bonne ; il se nourrit bien, n'a
pas d'habitudes alcooliques, mais s'est livré très longtemps avec
excès aux plaisirs vénériens. Malgré cela, il paraît d'une assez
bonne constitution, ne présente pas de traces de scrofule.

A cinq ans, il eut la rougeole ; à huit, il fut pris d'envies
fréquentes d'uriner, et plusieurs fois, il remarqua une inter-
ruption brusque du jet d'urine. Il fut sondé à plusieurs reprises
à cette époque, et on trouva, dit-il, un corps étranger qui ne
donna lieu cependant à aucun traitement chirurgical. Ces symptômes de calcul ne se sont pas renouvelés depuis. A vingt ans,
il eut deux chancres au frein de la verge, qui n'ont pas été
suivis de symptômes d'infection générale : néanmoins, à l'âge
de trente-quatre ans, on lui fit prendre du proto-iodure de mer-
cure et de l'iodure de potassium pour une laryngite qui
était survenue à cette époque. Jamais il n'a perdu ses cheveux,
n'a eu d'éruptions cutanées ; dans ce moment, on ne constate
ni adénopathies cervicales, ni exostoses. Il eut trois blen-
norrhagies, à dix-huit, vingt-deux et trente-cinq ans. Elles
n'auraient pas été accompagnées de cystite du col, ni d'orchite.

En 1869, il remarqua que les mictions étaient plus fréquentes,
sans être douloureuses, et qu'il rendait des fausses membranes
d'un blanc grisâtre qui se déposaient au fond du vase. L'urine
restait claire, sans présenter de dépôt purulent. Tous les phénomènes qu'il a présentés à cette époque consistaient donc en
mictions assez fréquentes accompagnées d'expulsion de fausses
membranes, mais ne présentant de douleurs ni pendant, ni en
dehors de l'émission des urines. Ces fausses membranes
cessèrent d'apparaître après un mois ou deux.

En 1871, vers le mois de juillet, il fut pris d'un écoulement chronique sans cause appréciable, qui dura jusqu'à la fin de l'année, et disparut pendant quatre mois, pour réapparaître en 1872 spontanément, et ne cessa définitivement qu'au commencement de 1876. Jamais il n'a été à l'état aigu ; le malade voyait seulement son linge présenter quelques taches d'un jaune verdâtre. Dès les premiers jours de 1873, il rend de nouveau des fausses membranes. A partir de cette époque jusqu'à ce jour, il n'a cessé d'en expulser, à des intervalles plus ou moins éloignés. La quantité varie d'une miction à l'autre. Quand le malade reste en repos, elles sont moins abondantes, et disparaissent même parfois entièrement, tandis que le travail et la marche en augmentent la quantité.

Le malade a remarqué que les mictions sont devenues de plus en plus fréquentes le jour, et que, la nuit, il est obligé de se lever plusieurs fois pour uriner. Le début de la miction n'est pas retardé, et ne nécessite généralement aucun effort. Cependant, dans les premiers jours de février 1876, le malade, ayant été forcé, par son travail, de retarder l'émission des urines pendant quelque temps, lorsqu'il voulut satisfaire à ce besoin, il ne le put, en dépit des efforts les plus violents. Cette rétention disparut après quelques minutes d'exercice. Une autre fois, il se leva en vain à deux reprises la nuit, et ne put uriner qu'une heure environ après s'être levé ; il se recoucha, et, à son réveil, il trouva dans son urine de petits graviers. Les jours suivants, il éprouva une légère cuisson chaque fois qu'il urinait, et remarqua qu'à certains jours, son urine contenait de petits graviers : il en a trouvé une fois jusqu'à quatorze. Ces calculs étaient, dit-il, tantôt ronds, tantôt allongés, tantôt plats ; les premiers étaient noirs, les derniers gris ou blancs tachetés. Il continua à rendre de ces calculs jusqu'au 19 février. Depuis ce jour jusqu'à son entrée à Necker, il lui arriva bien d'en rendre quelquefois, mais ce ne fut qu'à de longs intervalles. Les envies d'uriner sont devenues plus fréquentes que jamais ; quand il fatigue un peu, il rend de fausses membranes. Aussi se décide-t-il à entrer dans le service. Il présente, en entrant à l'hôpital, des fausses membranes qu'il a recueillies dans ses urines les jours précédents.

23 mai. — Le lendemain de son entrée, M. Guyon procède à son examen. L'explorateur olivaire traverse librement le canal de l'urèthre. Toutefois, le sphincter antérieur est très excitable, et se laisse lentement et difficilement franchir. On ne trouve pas de rétrécissement, mais on constate que la prostate fait une notable saillie. Le cathétérisme de la vessie, pratiqué avec la sonde d'argent, fait reconnaître une vessie grande, épaissie, tomenteuse mais tout à fait vide de calculs. Cette exploration ne ramène pas de sang.

Le malade dit que le jet d'urine prend des formes variées au début de la miction et redevient normal à la fin. Son calibre est plus ou moins gros. En général, il est lancé avec peu de force. Les urines sont abondantes, claires, peu colorées, acides, ne présentant aucun dépôt de sang ni de pus, mais des fausses membranes. Le palper hypogastrique ne détermine pas de douleurs ; combiné avec le toucher, il fait reconnaître que les parois de la vessie sont plus épaisses que normalement. Du côté des fonctions digestives, il n'y a rien à signaler. Bien que l'appétit soit très bon, le malade maigrit considérablement depuis le milieu de l'année 1875 ; ses forces sont un peu diminuées. Il a une petite toux sèche, surtout le matin ; la percussion ne présente rien d'anormal, mais on entend quelques craquements aux sommets.

30 mai. — A la suite du cathétérisme d'hier, le malade a rendu d'assez nombreux débris de fausses membranes avec les urines.

Il n'en avait pas rendu depuis le 21 mai. On lui fait prendre des capsules de térébenthine et du vin de quinquina.

2 juin. — Les fausses membranes continuent à se montrer. A la suite du cathétérisme auquel il a été soumis hier, les douleurs pour uriner sont devenues plus vives ; il se plaint d'élancements dans le canal.

5 juin. — Le malade sort pendant quelques heures ; rentré à

l'hôpital, il rejette des fausses membranes en quantité plus grande qu'auparavant.

7 juin. — Ses affaires le réclament chez lui. Il sort de l'hôpital.

14 juin. — Il rentre à l'hôpital.

17 juin. — On essaie d'introduire dans l'urèthre des bougies Béniqué courbes. C'est en vain. L'explorateur n° 15 ne passe pas non plus, même avec le coussin.

19 juin. — Après plusieurs essais, on parvient, par une manœuvre spéciale, à faire passer la sonde d'argent. Il est très difficile de franchir le cul-de-sac du bulbe, qui est très grand.

20 juin. — On introduit une sonde à l'aide du mandrin à double courbure et du coussin, et on lui fait une première injection au nitrate d'argent au 1/500. On ne laisse rien de ce liquide dans la vessie.

24 juin. — On introduit une sonde à double courbure et à mandrin.

On ne réussit à la faire pénétrer dans la vessie qu'à l'aide du doigt introduit dans le rectum. On lui fait une deuxième injection de nitrate d'argent au 1/500. L'injection faite, on a soin d'agiter le malade dans tous les sens, de façon à mettre tous les points de la vessie en contact avec le liquide de l'injection. On lave ensuite la vessie pour ne pas laisser de nitrate d'argent.

5 juillet. — On fait une troisième injection au nitrate. M. Guyon conseille au malade de se fatiguer afin de voir si les fausses membranes reparaîtront. Après cette injection, le malade éprouve moins de malaise que les autres fois. Il souffre seulement un peu en urinant.

8 juillet. — On expérimente l'acide borique. On fait une première injection au 1/100. Le malade s'occupe dans la salle, et se trouve beaucoup mieux de l'acide borique que de l'azotate d'argent.

10 juillet. — On fait une deuxième injection à l'acide borique.

Les urines contiennent toujours un peu de mucus, mais il diminue.

12 juillet. — On fait une troisième injection. On la laisse en entier dans la vessie. Le malade dit la supporter beaucoup mieux que celles au nitrate d'argent.

14-16 juillet. — Quatrième et cinquième injection L'état du malade continue à s'améliorer, il se fatigue le plus qu'il peut, les fausses membranes ne reparaissent plus. Il obtient la permission de sortir quelques heures pour affaires.

18 juillet. — Les fausses membranes n'ont pas reparu. On lui fait une sixième injection.

20 juillet. — Exeat.


### Observation V

(Recueillie dans le service du D^r Guyon. Publiée par Girard, thèse. de Paris, 1877.)

Le 16 octobre 1866 est entré à l'hôpital Necker, dans le service du docteur Guyon, salle Saint-Vincent, lit n° 21, le nommé D... Pierre, âgé de cinquante-cinq ans, peintre en bâtiments. Cette homme a contracté une blennorrhagie à l'âge de vingt ans, et, depuis cet âge, il s'est toujours bien porté jusqu'en 1874. C'est à cette époque qu'il a commencé à éprouver quelques troubles du côté des voies urinaires. Depuis ce moment, les mictions sont devenues de plus en plus fréquentes, il est obligé de se lever plusieurs fois la nuit pour uriner, et il remarque qu'il éprouve ce besoin plus souvent la nuit que le jour. Outre la fréquence des mictions il souffre plus avant et après la miction que pendant qu'elle a lieu.

Le jet d'urine est moins volumineux qu'autrefois, il est lancé avec beaucoup moins de force, mais il n'est ni déformé, ni aplati, ni divisé. Les urines sont troubles, et laissent déposer une assez grande quantité de pus.

Le lendemain de l'entrée du malade dans le service, M. Guyon lui introduit dans l'urèthre l'explorateur n° 12. Cet instrument passe difficilement au niveau de la fosse naviculaire et révèle un rétrécissement siégeant en cet endroit ; introduit plus profondément, il est arrêté par un deuxième rétrécissement situé un peu en arrière des bourses. On essaie d'autres explorateurs qui sont également arrêtés. Une bougie très fine est introduite et frotte sur un corps qui semble ne pouvoir être autre chose qu'un calcul situé dans l'urèthre. En effet, le doigt promené sur le trajet de ce canal sent une nodosité assez forte correspondant à l'endroit de l'urèthre où le frottement a été perçu.

18 octobre. — On introduit de nouveau une bougie fine qu'on laisse à demeure, et avec deux doigts on constate que le calcul est toujours au même endroit, à la racine de la verge.

24 octobre. — L'explorateur n° 18 est arrêté par le deuxième rétrécissement situé au-devant du calcul. Le n° 15 passe et refoule le calcul jusqu'au bulbe.

3 novembre. — Le malade est pris de fièvre, sa langue est sale, son pouls est irrégulier.

5 novembre. — Même état.

10 novembre. — La fièvre continue, la langue est sèche, noirâtre, les traits sont altérés, l'amaigrissement du malade est très marqué, il y a incontinence de matières fécales. Avec l'urèthrotome de Civiale, on incise les rétrécissements et on essaie de faire l'extraction du calcul avec la curette. On ne réussit pas. On fait alors une boutonnière pour extraire ce calcul.

11-12 novembre. — Fièvre intense, agonie.

13 novembre. — Mort.

*Autopsie.* — 15 novembre. — Le bas-fond de la vessie est tapissé par une vaste fausse membrane de couleur grisâtre, assez adhérente au tissu sous-jacent, et ne présentant aucune solution de continuité. Elle s'étend depuis l'endroit de l'urèthre où s'était arrêté le calcul, et remonte sur les côtés du bas-fond vésical. Un autre calcul a été trouvé à l'embouchure de l'urèthre droit.

## Observation VI

(Recueillie dans le service de M. le professeur Broca, à l'hôpital des
Cliniques. Publiée par Girard, thèse de Paris, 1877.)

B..., Georges, âgé de dix-neuf ans, fumiste, entré à l'hôpital
des Cliniques le 23 décembre 1876, dans le service de M. Broca,
lit n° 4. Ce jeune homme, d'une constitution moyenne, vient
d'une famille jouissant ordinairement d'une bonne santé. Son
père est mort à la suite d'une attaque d'apoplexie, à l'âge de
trente-sept ans ; sa mère vit encore et se porte bien. Ses frères
et sœurs sont également bien portants. Il a toujours eu une
bonne santé jusqu'en 1874. A cette époque, un morceau de
chaux lui est entré dans l'œil, et a été cause du développement
d'un pannus qui a été traité plusieurs fois par M. Broca. Vers
le même moment, il commença à ressentir les premiers effets
d'une cystite qu'il attribue à un refroidissement : besoins
d'uriner fréquents et douloureux, issue de quelques gouttes
d'urine après de violents efforts, prurit douloureux au méat
urinaire, ténesme, pesanteur et prurit à l'anus, augmentation
de la douleur pendant les efforts de contraction de la vessie.
Ses urines étaient plus ou moins troubles, et contenaient du
muco-pus. A la fin de certaines mictions, il lui est arrivé plusieurs fois de voir sourdre au méat urinaire quelques gouttes de
sang, et alors il éprouvait des besoins d'uriner de quart d'heure
en quart d'heure. Cette cystite fut traitée par des bains et des
tisanes émollientes, et céda au bout de trois semaines de ce traitement.

Au mois de juin 1876, sans cause appréciable, il ressent de
nouveau des douleurs en urinant, et ces douleurs sont aussi
violentes que celles qu'il a éprouvées les premières fois. Il urine
de quart d'heure en quart d'heure. Les nuits se passent sans
qu'il puisse prendre le moindre repos, tourmenté par un
besoin incessant d'uriner. Au bout de quelques jours, il
remarque que ses urines contiennent de petites membranes peu

épaisses, gélatiniformes, tremblotantes. Le traitement par les bains et les tisanes émollientes lui ayant bien réussi une première fois, il y a recours de nouveau et les fausses membranes cessent d'apparaître dès le lendemain de son premier bain. Il suit ce traitement pendant cinq à six jours, et, se trouvant mieux, il le délaisse complètement. Mais au commencement de décembre dernier, apparaissent de nouveau les symptômes de cystite Il expulse des fausses membranes d'une façon continue, de vives douleurs sont ressenties au méat urinaire et au-dessus du pubis, quelques gouttes de sang apparaissent à la fin des mictions, à des intervalles plus ou moins éloignés. Voyant que sa cystite ne cède pas au traitement auquel il s'est soumis, avec autant de facilité que les fois précédentes, il se décide quinze jours après le début de cette récidive à entrer à l'hôpital. A peine est-il entré dans le service que l'émission des fausses membranes cesse de se faire, pour reparaître le quatrième jour. Cet intervalle dans l'expulsion des fausses membranes est probablement dû au séjour absolu au lit, qui fut prescrit au malade dès le jour de son entrée. Le quatrième on lui administre des capsules de térébenthine ; le lendemain, les membranes réapparaissent. Cette expulsion nouvelle de fausses membranes est-elle une simple coïncidence ou bien le résultat d'une légère phlogose des voies urinaires sous l'influence de l'administration de térébenthine, comme l'ont pensé quelques personnes, témoins du fait? Il continue ce traitement pendant huit jours ; pendant ce temps, les fausses membranes ne cessent pas de se montrer dans les urines. Elles ont été examinées par M. le docteur Catteux, chef de laboratoire de l'hôpital des Cliniques, qui a reconnu qu'elles étaient formées de fibrine, de globules de pus, de cellules et de débris épithéliaux.

5 janvier. — On suspend l'administration de la térébenthine, et on administre des bains simples tous les deux jours. Les douleurs ne tardent pas à se calmer, et les fausses membranes à disparaître des urines. Les mictions sont devenues moins fréquentes. Au lieu d'être obligé d'uriner tous les quarts d'heure,

comme cela avait lieu au commencement, le malade, depuis
qu'il va au bain, peut rester une bonne heure sans ressentir le
besoin d'uriner, et il peut dormir une partie de la nuit. Sous
l'influence du même traitement, continué encore quelques
jours, le malade voit son état s'améliorer de jour en jour, et il
demande à sortir dans les premiers jours de février, non pas
complètement guéri, mais très notablement amélioré.


## Observation VII

(Recueillie dans le service du professeur Guyon. — Catarrhe vésical
avec pyélo-néphrite pseudo-membraneuse. Publiée par Girard
thèse de Paris 1877.)

Le 24 septembre 1875 est entré à l'hôpital Necker, dans le
service de M. Guyon, salle Saint-Vincent, lits n°° 15-21, le
nommé D..., Louis, âgé de quarante-deux ans, tabletier.
Ce malade a encore son père et sa mère qui sont tous deux en
bonne santé, ses frères et sœurs se portent également bien. Il
a atteint l'âge de vingt ans sans avoir eu aucune des maladies
qu'il est fréquent de rencontrer dans l'enfance ; mais, à cette
époque, désigné pour faire partie des troupes envoyées en
Crimée, il contracta pendant cette expédition la fièvre typhoïde,
le scorbut, le typhus. Il supporta assez bien ces trois maladies,
et, à la fin de la guerre, fut envoyé en Algérie dans un régiment
de zouaves où il resta onze ans. Pendant ce temps, il fut exposé
à des fatigues et à des privations sans nombre, auxquelles il
attribue la maladie qui l'amène à l'hôpital. Il a eu à plusieurs
reprises des accès de fièvres intermittentes, et des douleurs de
tête qui l'ont fait, dit-il, fréquemment exempter de service.
Quelque temps après son arrivée en Afrique, il éprouva de
légers symptômes de cystite ; les mictions étaient devenues
plus fréquentes et douloureuses; ses urines troubles, muco-
purulentes ; jamais il n'a eu d'hématuries. Après quelques
semaines, il voyait ces symptômes disparaître d'une façon
momentanée pour reparaître à des intervalles plus ou moins

éloignés, et surtout après des excès de boissons alcooliques,
comme il avoue avoir eu l'habitude d'en faire. Devant avoir son
congé de jour en jour, il quitte l'Algérie et vient attendre à
l'hôpital de Nice où il se voit forcé d'entrer pour sa cystite. C'est
là en 1865 qu'il fut sondé pour la première fois. Sur ces entre-
faites, il est libéré et sort de l'hôpital pour revenir à Paris. Son
état ne s'était nullement amélioré pendant son séjour à Nice ;
il prétend même qu'il allait plus mal ; il souffrait peut-être
moins, mais les mictions étaient devenues plus fréquentes.
A son arrivée à Paris, il entre à l'Hôtel-Dieu où M. Dolbeau le
traite alors pour un catarrhe vésical. Il a de la fièvre, il urine
constamment dans son pantalon, il a des envies continuelles
d'uriner et ne les satisfait qu'au prix des plus vives douleurs.
Il reste neuf mois en traitement. On lui fait prendre des pilules
de belladone, des bains de siège, et on lui fait des injections
intra-vésicales. Son état s'améliore, sous l'influence de ce traitement. La fièvre le quitte, les envies d'uriner sont moins
fréquentes et moins douloureuses ; ses urines sont moins
troubles. Se trouvant aussi bien que possible, il sort de l'Hôtel-
Dieu.

Pendant le temps qui a suivi sa sortie de l'hôpital, il s'est
marié, a mené une vie assez régulière. Sous l'influence de
quelques excès de boisson, il a bien éprouvé à plusieurs reprises
de nouvelles douleurs en urinant, mais elles ont cédé à un
traitement antiphlogistique qu'il a suivi chez lui. Tout alla bien
jusqu'en avril 1875, c'est-à-dire six mois avant son entrée à
Necker. A cette époque, les envies d'uriner redeviennent de
plus en plus fréquentes et plus douloureuses ; en cet état de
choses, il est obligé de quitter son patron. Pour la première
fois, il a des hématuries ; les urines, qui, jusque-là, n'avaient
été que muco-purulentes, deviennent sanguinolentes ; ses forces
faiblissent, il perd l'appétit, s'ennuie notablement, urine constamment, ne dort plus la nuit. Il patiente encore quelque temps
jusqu'à ce qu'enfin, à bout de forces, il se voit forcé d'entrer
dans le service.

24 septembre. — A son entrée, il lui est presque impossible

de se tenir debout. il éprouve de la pesanteur dans le bas-ventre, il continue à pisser du sang. Ses mictions sont doulou-reuses, et le besoin d'uriner revient à tout moment. M. Guyon lui passe une sonde n° 21, et il s'aperçoit que le malade laisse aller des fausses membranes. Les fausses membranes amon-celées dans la vessie donnent à l'urine, à de certains moments, une odeur insupportable de macération anatomique, et sortent par l'urèthre tout ensablées. Les urines contiennent une petite quantité de phosphate ammoniaco-magnésien. Quelque temps après son entrée à Necker, le malade ne rend plus de fausses membranes. Ses urines continuent à être purulentes et à contenir des phosphates. Comme traitement, on a essayé de lui faire des injections au nitrate d'argent au 1/500 ; mais le malade ne pouvant les tolérer, on s'est borné à lui faire prendre des capsules de térébenthine et de la limonade.

Juin 1876. — Depuis son entrée a l'hôpital, l'état du malade ne s'est pas amélioré; il présente une teinte cachectique, ses yeux sont excavés. la saillie des pommettes est très prononcée, l'émaciation est considérable, son appétit est très diminué. On ne trouve rien du côté des poumons et du cœur. Depuis un mois surtout, les douleurs qu'il ressent depuis son entrée à l'hôpital dans la région des reins sont devenues atroces ; elles se font sentir pendant toute la journée sous forme de coliques (pour employer l'expression du malade), d'une façon continue et ne lui laissent prendre aucun moment de repos. Son jet d'urine est beaucoup diminué, il est tout au plus gros comme une plume de pigeon. Il y a des jours où son urine exhale une odeur insupportable. C'est surtout quand elle présente des fausses membranes. Sa température est toujours relativement basse ; prise dans l'aisselle matin et soir, elle oscille entre 36° 4 et 37° 3. Il y a bien quelquefois une élévation de 1 degré, mais à de rares intervalles.

Septembre 1876. — L'état du malade s'est plutôt aggravé ; il se plaint toujours de ses douleurs atroces au niveau des reins et de diarrhées continuelles. L'urine rendue en vingt-quatre

heures est presque insignifiante et ne remplit pas un verre
ordinaire. Elle laisse déposer une assez grande quantité de pus
qui remplit les trois quarts du verre. Cet état persiste jusqu'au
jour de sa mort qui a lieu le 27 janvier 1877.

L'autopsie faite le lendemain par M. Poffart, interne du service
fait voir ce qui suit : le rein droit du malade est un peu
hypertrophié et assez fortement congestionné. Le rein gauche est
complètement désorganisé. On trouve dans son épaisseur un
grand nombre de cavités remplies de pus qui communiquent
avec d'autres cavités également remplies de pus, creusées dans
le tissu cellulaire qui entoure le rein.

La vessie est excessivement petite, tout au plus grosse
comme une pomme d'api. Ses parois sont notablement épaissies
et ne présentent rien de remarquable. On ne rencontre à la
surface interne de la vessie aucune perte de substance, la
muqueuse est lisse dans toute son étendue et ne présente rien
d'anormal. L'urèthre est sain. A l'embouchure des uretères dans
la vessie, on trouve deux petits graviers qui les oblitéraient, et
dont la présence explique les coliques dont s'est plaint le
malade pendant une grande partie de son séjour à l'hôpital.


### Observation VIII

Observation recueillie dans les leçons cliniques sur les maladies
des voies urinaires de Guyon (*Annales des maladies des organes
génito-urinaires.*)


Il s'agit d'un malade qui au cours d'une poussée de cystite
a présenté pendant une semaine des hématuries presque
continues et abondantes bientôt accompagnées du rejet de
larges fausses membranes. Les urines étaient très ammoniacales,
fétides et abondamment chargées de pus, l'état général devint
bientôt assez grave pour inspirer de sérieuses inquiétudes. Je dus
songer à la taille hypogastrique pour mettre fin aux hématuries
et aux douleurs et pendant plusieurs jours, il fut question de
pratiquer cette opération d'urgence. Néanmoins, grâce à des

lavages antiseptiques répétés jusqu'à vingt fois par jour avec une persévérance et un soin tout particuliers chaque fois que le cathétérisme était nécessaire, le malade a guéri de sa cystite au point de revenir à la limpidité parfaite des urines et plus tard, lorsque je l'ai débarrassé de ses calculs par la lithotritie, l'opération n'a été accompagnée ni suivie d'aucune hématurie.

### OBSERVATION IX

(Observation recueillie dans les leçons de Guyon 1887. *Annales des organes génito-urinaires.*)

Il s'agit d'une femme de trente et un ans atteinte depuis cinq ans de coliques néphrétiques se répétant tous les huit jours. Vers la quatrième année elle fut atteinte de cystite grave avec rejet de fausses membranes et je dus lui faire en décembre 1885 la taille vésico-vaginale. L'état de la malade fut considérablement amélioré. Mais plus tard les phénomènes rénaux reparurent et finirent par amener la mort en juin 1886.

### OBSERVATION X

(Observation recueillie dans les leçons cliniques de Guyon. *Annales des organes génito-urinaires 1887.*)

Le malade était âgé de cinquante-trois ans. Vers le mois de juin 1888 il s'est aperçu que son jet d'urine devenait plus faible et plus lent que d'habitude. Il avait la sensation de ne vider qu'incomplètement sa vessie. Cependant les besoins ne se faisaient sentir qu'à de longs intervalles (cinq à six heures et les nuits se passaient à peu d'exceptions près sans uriner.

Cette paresse vésicale n'était justifiée par aucun trouble médullaire appréciable. Il n'existait ni paralysie commençante ni aucun symptôme d'ataxie locomotrice. Le malade ne s'était livré à aucun excès vénérien. Mais il menait une vie très sédentaire et fournissait un travail intellectuel très assidu et prolongé même la nuit.

Au mois d'août 1885, il profite du temps des vacances pour voyager. Tout se passe bien d'abord, c'est-à-dire qu'il n'observe rien de nouveau pendant les six premières semaines. La miction reste un peu laborieuse et nécessite le concours des muscles abdominaux.

Tout à coup, le 23 septembre, après avoir uriné le matin comme de coutume, éclate vers le milieu de la journée une rétention d'urine complète que rien ne justifie, si ce n'est peut-être quelques heures passées la veille assis sur un rocher.

Il avait consulté à Paris avant de partir. On lui avait prescrit, sans plus de détails, de se munir de sondes en caoutchouc rouge et de se sonder s'il venait à avoir de la rétention. C'est ce qu'il fit en effet mais sans prendre aucune précaution antiseptique, sans même graisser la sonde et en n'ayant recours au cathétérisme que deux ou trois fois dans les vingt-quatre heures, sa vessie étant extrêmement tolérante et les besoins ne se faisant pas sentir plus souvent. Cinq jours se passent ainsi, le malade n'urinant qu'avec la sonde, mais les urines restent claires et sans aucune odeur.

Puis brusquement (29 septembre) le tableau change ; les urines prennent une odeur infecte, cadavéreuse, elles sont sales et brunâtres, les besoins deviennent fréquents et impérieux. D'ailleurs la rétention persiste et nécessite l'emploi de la sonde et des lavages à l'acide salicylique.

Comme cet état se prolonge, le malade se décide à rentrer à Paris et se confie à mes soins.

Je le vois pour la première fois le 13 octobre. La rétention est toujours complète, les besoins d'uriner reparaissent à peu près toutes les heures. Les urines sont sales, un peu brunâtres et abandonnent un dépôt purulent. Elles sont encore ammoniacales, mais n'ont plus l'odeur extrêmement fétide qu'elles avaient eue les jours précédents. La prostate est légèrement développée mais indolente. La palpation hypogastrique est un peu douloureuse et permet de sentir profondément une induration globuleuse.

L'exploration des reins est négative.

Le canal est libre. Une sonde molle n° 18 pénètre facilement. L'état général est assez bien conservé. Il y a le soir un léger mouvement de fièvre.

Je prescris le cathétérisme répété, accompagné de lavage à l'acide borique pour le jour, la sonde à demeure pour la nuit.

Pendant six jours l'état reste sensiblement stationnaire lorsque le 19 au matin (soit le vingt-sixième jour après le début de la rétention et trois semaines après les premiers symptômes de cystite), le malade, à la suite d'un léger effort de miction, rend cette énorme fausse membrane qui offrait au premier aspect l'apparence de la muqueuse vésicale gangrenée, mais dont l'examen histologique a démontré l'absence complète d'organisation.

La première miction qui suit le rejet de cette fausse membrane, miction qui est spontanée mais incomplète, donne issue à des urines sales, troubles, d'odeur gangréneuse. Les jours suivants, elles s'améliorent bien que la miction reste incomplète. Mais les symptômes de péricystite sont très accusés et menacent un moment de gagner la fosse iliaque.

Cependant peu à peu les symptômes s'amendent et bientôt il devient suffisant de pratiquer deux fois par jour le cathétérisme suivi d'un lavage à l'acide borique.


### Observation XIII

(Recueillie dans le service de M. le professeur Ollier, publiée dans le *Lyon médical*, 1898, par A. Balvay, interne.)

Le 6 décembre 1397, entrait au service de M. le professeur Ollier, suppléé par M. le professeur Rochet, salle Saint-Sacerdos, lit n° 20, le nommé M..., Antoine, âgé de soixante-cinq ans, charpentier, atteint de rétention d'urine.

Le malade ne présente absolument rien au point de vue de ses antécédents héréditaires. Ni tuberculeux, ni cancéreux

dans sa famille. Comme antécédents personnels rien à signaler
non plus. Ni syphilis, ni blennorrhagie, ni alcoolisme. Il a toujours joui d'une santé parfaite, sauf une atteinte de fièvre palu-
déenne, contractée en Guyane et n'ayant pas reparu depuis
son retour en France, c'est-à-dire depuis fort longtemps.
Jamais il n'observe rien de particulier du côté de ses voies
urinaires.

Il y a un an, le malade qui jusque-là passait la nuit entière
sans miction, commença par uriner une fois par nuit. Les urines
étaient claires, sans pus, ni trace de sang. La fréquence des
mictions s'accrut peu à peu. Il y a quinze jours le malade
urinait six ou sept fois par jour. La nuit surtout il était tenu en
éveil par une continuelle envie d'uriner surtout à partir de
minuit. Les mictions étaient devenues douloureuses, avec sensation de brûlure tout le long du canal de l'urèthre. Malgré tout
l'urine n'était ni trouble, ni hématique.

Il y a huit jours, sans cause apparente, survint une rétention
complète d'urine ; la miction depuis quelques jours était déjà
difficile. Le ventre se ballonne ; la douleur est très vive. Un
médecin appelé réussit à pratiquer le cathétérisme quoique
difficilement. La rétention se renouvelle le 4 décembre. Le
cathétérisme n'ayant pu être pratiqué le malade entre dans le
service.

Voici ce qu'on constate à son entrée : le malade souffre beaucoup au niveau de l'abdomen. Le palper hypogastrique est
douloureux. La marche est impossible à cause de la douleur et
de la faiblesse. A la percussion, on s'aperçoit que la vessie
remonte à un travers de doigt au niveau de l'ombilic. Le malade
n'a pas uriné depuis vingt-quatre heures. On essaie vainement
d'introduire des sondes, sondes molles, sondes rigides, sondes
à béquille. Le bec de la sonde bute contre une prostate volumineuse. On pratique alors la ponction hypogastrique avec l'ap-
pareil de Potain, qui donne issue à 1 litre 400 d'urine. L'urine
retirée est de couleur foncée. Elle contient un abondant dépôt
de phosphates qui se déposent au fond du vase. Aucune trace
de sang. Température 37°8.

On envoie le malade au bain, puis de nouveau le lendemain, 6 décembre, on tente le cathétérisme. Les sondes molles ne peuvent être introduites ni les sondes métalliques. Seule une sonde à grande courbure en gomme réussit à passer. L'urine retirée est trouble, surtout à la fin de la miction; dépôt assez abondant de pus; pas de sang. La température égale 38°5. L'état général ne s'est pas amélioré. On laisse la sonde à demeure. Par le toucher rectal on constate que la prostate est volumineuse.

Dans la nuit du 6 au 7 décembre le malade émet environ 3 litres d'urine trouble. La température atteint le soir 39°.

Les jours suivants l'état général du malade s'aggrave; la langue est sèche, rôtie; frissons répétés. A tout moment la sonde est obstruée et ne fonctionne plus. Plusieurs fois on change les sondes à demeure, mais sans rien trouver dans leur orifice ni dans leur intérieur.

Les sondes en gomme demi-rigides sont retirées macérées, ramollies. Elles se brisent avec beaucoup de facilité. On peut en détacher facilemnt des lamelles.

La température atteint tous les soirs 39°5.

La douleur a augmenté.

Pour donner un passage facile à l'urine, M. Rochet cherche à placer, sans anesthésie, un gros drain dans la vessie, par la voie hypogastrique, à l'aide de son trocart porte-sonde. Mais, par suite d'une fausse manœuvre d'un des assistants, le drain tombe dans la vessie.

La cystotomie sus-pubienne d'urgence s'imposant, on fait de suite l'anesthésie et après un lavage soigneux de la région de l'hypogastre, M. le professeur agrégé Rochet pratique la cysto-tomie sus-pubienne. Incision sur la ligne médiane. On tombe sur un tissu d'inflammation chronique épais recouvrant la face antérieure de la vessie et injecté de graisse, sorte de péricys-tite fibro-lipomateuse.

La vessie est rouge, hyperémiée. On l'incise, de l'urine très fétide s'écoule Le drain est facilement ressaisi et extrait. M. le professeur agrégé Rochet constate alors que la vessie est très distendue et présente à un haut degré les modifications habituelles d'une vessie à colonne. Le lavage de la vessie ramène beaucoup de grumeaux et plusieurs grandes membranes que l'on recueille pour les examiner ultérieurement. On porte le diagnostic de cystite pseudo-membraneuse. On place dans la vessie deux gros drains accolés en canons de fusil, fixés à la peau par un point de suture métallique. Pansement au coton aseptique.

Toujours mauvais état général.

Température le soir 39°5.

16 décembre. — Pansement. Odeur de macération anatomique. Inflammation intense des bords de la plaie. Points noirs de gangrène dans le tissu cellulaire et les muscles au niveau de l'incision. On fait sauter le point de suture mis à l'extrémité supérieure de l'incision abdominale, et on lave largement la vessie avec une solution boriquée saturée. Issue nouvelle de nombreuses fausses membranes un peu moins volumineuses que celles de la veille, mais ne pouvant sortir par les drains. On les extrait avec des pinces entre les lèvres de l'incision. Pansement au coton et salol.

Température 39°5. Urines fortement alcalines.

17 décembre. — Pansement le matin. Température 37°6. L'inflammation s'est limitée. Toujours point de gangrène au même niveau. Issue de quelques petites fausses membranes encore. Dans l'après-midi le malade souffre de nouveau et le soir température à 39°5. Pansement nouveau. On constate que les drains sont obstrués par les fausses membranes. On fait un lavage abondant.

19 décembre. — Température du matin 38°8. Meilleur état général. Quelques petites fausses membranes s'écoulent lors du lavage. Les drains fonctionnent bien.

Température du soir 39°1.

20 décembre. — Température du matin 38°7.

Meilleur état général.

Le soir 38° 7.

21 décembre. — Matin 38°9.
            Soir  38°7.

Le malade va bien mieux.
Les urines sont neutres.

22 décembre. — Matin 37°2.
            Soir  38°1.

23 décembre. — Matin 37°4.
            Soir  38°1.

24 décembre. — Matin 37°4.
            Soir  37°8.

Depuis ce jour la température reste normale. L'état général est bon. Les urines sont acides. La plaie abdominale est détergée et se ferme activement. Le malade est en bonne voie de guérison.

Examen microscopique des membranes. Les membranes retirées sont nombreuses. Dix environ ont été recueillies. Plusieurs petites ont été entraînées avec les eaux des lavages.

Leurs dimensions sont variables. Quelques-unes sont à peine grandes comme une pièce de cinquante centimes. D'autres au contraire, deux en particulier, *atteignent presque les dimensions de la paume de la main.* Elles sont inégalement épaissies. Par places elles ont à peine l'épaisseur d'une membrane excessivement mince, transparente ; dans d'autres au contraire elles atteignent près de deux centimètres d'épaisseur. Leurs bords sont irrégulièrement festonnés, déchiquetés.

Leur consistance, comme leur épaisseur, est très variable. Presque liquéfiées par places, elles sont facilement étalables et résistantes dans d'autres.

Leur face adhérente est inégale, présentant une infinité de petites fossettes d'un centimètre de diamètre en moyenne, irrégulières, limitées par des épaississements blanchâtres de la membrane. Elle semble montée sur les cellules de la muqueuse vésicale. La face non adhérente est plus lisse quoique présentant surtout aux endroits amincis des irrégularités analogues à celles de la face adhérente.

*Examen histologique* (pratiqué par M. le Dr Martel, chef de clinique).

Ces membranes sont totalement dépourvues de structure. Elles ne présentent ni vaisseaux, ni cellules épithéliales ordonnées, ni même de fibres élastiques. Elles sont formées de couches superposées de fibrine, contenant de nombreuses cellules lymphatiques, des globules de pus et par endroits des hématies. Ce sont de véritables pseudo-membranes inflammatoires, analogues à celles de la diphtérie.

Nombreux microbes parmi lesquels domine le *bacterium coli commune.*

OBSERVATION XII (*inédite*)

(Due à l'obligeance de M. le professeur agrégé Rochet.)

X... âgé de soixante-deux ans. Cystite chronique depuis longtemps, et hypertrophie de la prostate. Dans ces derniers temps, les phénomènes de cystite se sont aggravés. Surtout depuis une crise de rétention prolongée et complète ayant duré près de trois semaines, et ayant nécessité des cathétérismes répétés sans miction spontanée.

Les urines sont de plus en plus sales et fétides. Le malade a de la fièvre le soir, et même le matin. Il y a également de temps en temps des urines assez fortement hématiques ; et cependant l'exploration de la vessie ne révèle pas trace de calcul.

Devant ces symptômes et en présence des douleurs vives éprouvées par le malade, on pratique la taille hypogastrique qui fait constater de nombreuses membranes tapissant la face interne de la vessie.

Après la taille, les phénomènes douloureux s'amendèrent considérablement, et quoique le malade restât dans un état très inquiétant pendant plus de quinze jours au point de vue de l'état général, il finit par reprendre le dessus. Lorsque sa plaie fut cicatrisée, c'est-à-dire au bout de trois mois environ, son état était aussi satisfaisant que possible.

Les membranes avaient disparu très rapidement après la taille et ne s'inoculèrent pas à la plaie.

L'examen histologique n'en fut malheureusement pas fait; mais d'après leur aspect et leur friabilité elles ne paraissaient pas être de vraies membranes de nécrose, mais simplement des exsudats fibrineux.

## CONCLUSIONS

I. — La cystite pseudo-membraneuse est, comme on le
sait, une affection caractérisée par la formation à la face
interne de la muqueuse vésicale d'un produit de sécrétion, d'un exsudat fibrineux, qui englobe des leucocytes,
des cellules épithéliales de la vessie, divers cristaux et
des organismes inférieurs, mais sans aucune trace de
fibres musculaires, de fibres élastiques et de vaisseaux,
différence essentielle avec la cystite gangréneuse ou exfoliante dans laquelle une partie plus ou moins épaisse des
tuniques vésicales elles-mêmes, surtout de la muqueuse,
se retrouve.

II. — La cystite pseudo-membraneuse est toujours
précédée d'une cystite chronique, parfois aiguë, plus
souvent chronique. Très rare chez la femme et dans le
jeune âge, elle atteint surtout les urinaires chroniques
(valvuleux, rétrécis, prostatiques).

Elle peut se développer sous l'influence de fatigues, à
la suite de maladies générales infectieuses, de blennor-
rhagies répétées. Mais elle est due surtout à diverses
causes qui agissent :

1° Soit par rétention, comme les rétrécissements de l'urèthre, l'hypertrophie de la prostate ;

2° Soit par traumatisme, comme les cathétérismes répétés et les calculs vésicaux.

III. — La vessie des malades atteints de cystite pseudo-membraneuse présente des lésions de cystite banale et des altérations spéciales.

1° Parmi les premières, nous citerons l'augmentation de volume du réservoir urinaire, la présence de colonnes sur la surface interne de la muqueuse et l'existence d'une péricystite.

2° Deux ordres de faits sont particuliers à la cystite pseudo-membraneuse elle-même : les caractères des fausses membranes et ceux des urines.

*a)* Les fausses membranes ont une forme et des dimensions très variables. Elles siègent surtout dans le trigone vésical.

*b)* Les urines sont caractérisées par leur alcalinité, leur odeur infecte de macération anatomique et enfin leur septicité extraordinaire. Elles renferment de nombreux microbes, bactéries et microcoques, parmi lesquels nous signalerons tout particulièrement le *bacterium coli commune*.

IV. — La pathogénie des fausses membranes est la suivante : sous l'hyperémie vésicale provoquée par la rétention, une certaine quantité de sang, mélangé d'un peu de fibrine, exsude hors des vaisseaux dans la vessie.

Le *bacterium coli commune,* en permanence dans la vessie des vieux et même des jeunes urinaires, agit, soit par lui-même, soit plus vraisemblablement par les toxines qu'il sécrète, sur le sérum sanguin primitivement exsudé et le transforme en fibrine, enfermant dans ses mailles les éléments du sang, hématies et leucocytes, constituant ainsi la fausse membrane.

V. — 1° La cystite pseudo-membraneuse débute ordinairement par des poussées aiguës de rétention. On a signalé aussi quelques cas de début avec hématuries.

2° A la période d'état elle est caractérisée par :

*a)* Des symptômes fonctionnels qui sont : la douleur, la rétention d'urine, et particulièrement l'obstruction des sondes et l'arrêt du jet pendant la miction, dus à l'engagement des membranes dans la sonde ou dans l'urèthre ;

*b)* des symptômes physiques qui sont, outre les symptômes banals de cystite (fournis par le palper hypogastrique, le toucher rectal, la percussion hypogastrique): l'odeur de macération anatomique des urines et leur action destructive qui s'exerce sur les instruments employés au cathétérisme et sur la plaie opératoire.

3° La cystite pseudo-membraneuse peut être compliquée au point de vue général par l'intoxication de tout l'organisme à la suite de l'absorption des produits toxiques intra-vésicaux, et localement par des phlegmons péri-vésicaux, l'apparition de calculs secondaires et la gangrène des bords de la plaie opératoire.

VI. — Le pronostic de la cystite pseudo-membraneuse a toujours été considéré comme très grave, mais nous pensons que l'incision large et hâtive de la vessie, sitôt le diagnostic fait, doit l'améliorer.

VII. — 1° Il existe un traitement préventif de la cystite pseudo-membraneuse, c'est celui de la cystite antérieure. Il consiste dans l'emploi des moyens antiseptiques habituels et dans la surveillance des cathétérismes ;

2ᶜ Le traitement curatif consiste essentiellement dans l'expulsion des fausses membranes. Plusieurs procédés peuvent parvenir à ce but. Ce sont d'abord :

*a*) La sonde à demeure ;

*b*) Les cathétérismes répétés ;

*c*) Le cysto-drainage temporaire par l'hypogastre.

Mais tous ces moyens sont insuffisants et on doit recourir à la seule méthode vraiment curatrice : la taille sus-pubienne. Pour que ce procédé réunisse toutes les chances de succès, il faut que l'intervention soit faite sitôt la présence des membranes reconnue, pour ne pas laisser affaiblir et empoisonner le malade. Elle sera suivie de fréquents lavages avec des solutions antiseptiques et de l'expulsion soigneuse de toutes les fausses membranes qui pourraient se greffer sur la plaie opératoire. Aucune suture ne sera faite pour éviter l'infiltration de l'urine, très septique en pareil cas.

# ASPECT MACROSCOPIQUE
de fausses membranes vésicales (Obs. XI)

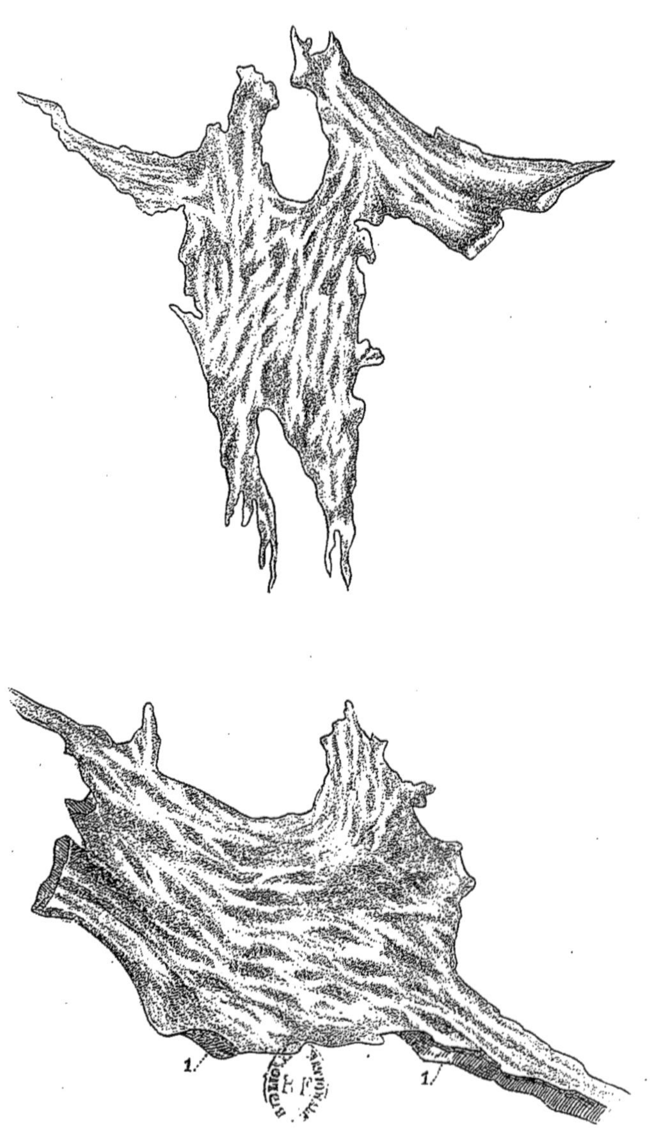

1. — Épaisseur, d'après nature, de la fausse membrane.

# COUPES MICROSCOPIQUES

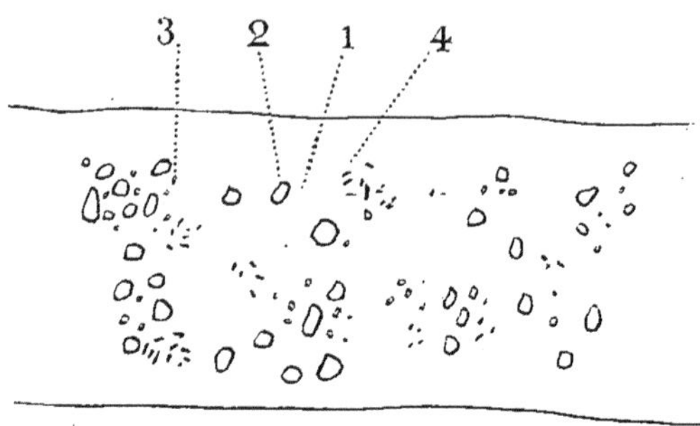

*Coupe d'une fausse membrane d'exsudation vésicale*

1. — Magma sans structure :
2. — Globules blancs ;
3. — Hématies ;
4. — Micro-organismes.

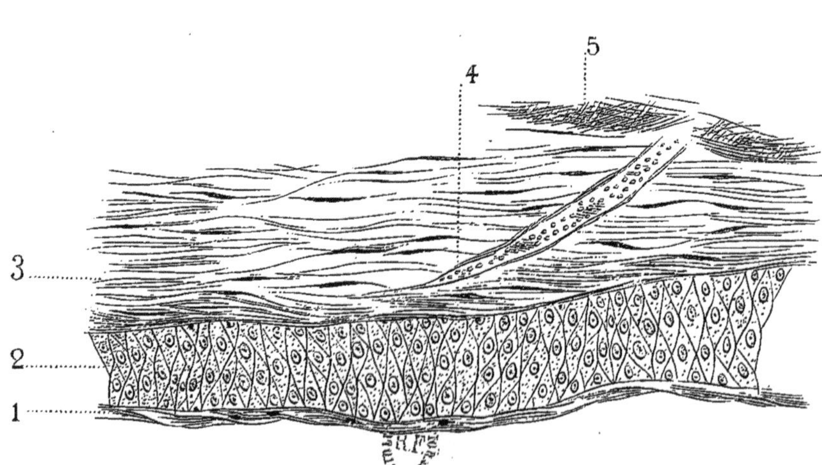

*Aspect microscopique d'une membrane d'exfoliation vésicale*

1. — Cellules pavimenteuses superficielles ;
2. — Cellules claires de l'épithélium ;
3. — Derme et sous-muqueuse ;
4. — Vaisseau sanguin ;
5 — Tissu musculaire sous-jacent.

# BIBLIOGRAPHIE


ACHARD et RENAULT . .    Sur les rapports du *bacterium coli commune* et du *bacterium pyogenes* des infections urinaires. *Société de biologie,* 12 déc. 1891.

ALBARRAN et HALLÉ . .    Note sur une bactérie pyogène et sur son rôle dans l'infection urinaire. *Bulletin de l'Académie de médecine,* t. XX, 1888.

ANDRAL . . . . . . . .    *Traité d'anatomie pathologique,* 1819.

BALVAY . . . . . . . .    *Lyon médical,* fév. 1898.

BOYER . . . . . . . . .    *Traité des maladies chirurgicales de la vessie et des opérations qui leur conviennent,* 1831, t. IX.

CIVIALE . . . . . . . .    *Traité de l'affection calculeuse,* 1838.

CHOPART . . . . . . . .    *Traité des maladies des voies urinaires,* 1791.

DENOEFFE . . . . . . .    *Bulletin de la Société anatomique de Paris,* 2e série, t. VII, 1862.

DOLBEAU . . . . . . . .    *Traité pratique de la pierre dans la vessie,* 1864.

DUBAR . . . . . . . . .    *Société anatomique de Paris,* 1877.

DESCHAMPS . . . . . .    *Traité pratique et dogmatique de la pierre,* an IV.

     —    *Historique et pratique de l'opération de la taille.*

DESNOS . . . . . . . .    *Traité élémentaire des voies urinaires,* 1898.

FONTAINE . . . . . . .    *Catarrhe de la vessie.* Th. de Paris. 1815.

GIRARD . . . . . . . .    *De la cystite pseudo-membraneuse,* Th. de Paris, 1877.

GUYON . . . . . . . . .    *Cystite membraneuse.* Leçons cliniques sur les affections cliniques de la vessie et de la prostate, 1888.

HAULTAIN . . . . . . .    *Exfoliation of the bladder in the female.* Lu à l'obstetric Soc. d'Édimbourg 13 nov. 1889.

HURRY . . . . . . . . .    *On exfoliating cystitis with a case.* *Edimb. Med. Journ.,* 1883-84.

HAUSSMANN . . . . . . *Monats für Gebursch und Franenk,* Berlin, 1868.

KROGIUS (de Helsingfors). *Sur le rôle du Bacterium coli commune dans l'infection urinaire. Arch. de Méd. expériment.* n° 1 janv. 1892.

LEVER . . . . . . . . . *Guy's hospital report,* 1852.

LEE (Henry) . . . . . . *Transact. of the Path. Soc. of London,* vol. 15, 1864.

LUSCHKA . . . . . . . . *Virchow's Arch. für pathol. Anat. 1854. T. VII. Gaz. Hôpit. 1856. Bull. Soc. anat.,* 1862, 2e série, t. VII.

MORGAGNI . . . . . . . *De sedibus et causis morborum.* T. II, p. 41, art. 16, 1716.

MOREL-LAVALLÉE. . . . 1857.

PÉPIN . . . . . . . . . *Cystite exfoliante.* Th. de Paris, 1892.

PINARD et VARNIER. . . *Cystite gangréneuse et rétroversion. Annales de gynécologie,* 1887.

ROCHET . . . . . . . . *Traitement chirurgical des prostatiques rétentionnistes. Annales des maladies des organes génito-urinaires,* n° 1, janvier 1898, p. 75.

ROUHAULT . . . . . . . *Histoire de l'Académie des sciences,* 1714.

RUYSCH . . . . . . . . *Adversa medica,* 2 déc. n° 9.

ROWSING (Thornhild) . . *Les cystites, étiologie, pathologie et traitement.* Traduit du danois en allemand, Berlin, 1890-91.

SPENCER-WELLS . . . . *Obstetric Transact.* III, 1867.

STEIN . . . . . . . . . *Journal of cutane diseases,* juillet 1893.

TUFFIER . . . . . . . . Article Cystite in *Traité de chirurgie* de Duplay et Reclus.

WARREN . . . . . . . . *Boston med. Journal,* 25 juin 1897.

WILLIS. . . . . . . . . *Dissertatio de urinis.*

WINCKEL. . . . . . . . *Billroth und Luschka Deutsche Chirurgie.* Lief 62. Stuttgard, 1885.

# TABLE DES MATIÈRES

## CHAPITRE III



## CHAPITRE IV



## CHAPITRE V